新时代高等院校体育通用教材

U1017318

瑜伽教程

熊　辉　刘义凤　张东炜◎主　编
庞雄芝　李建军　杨　柳　胡　骥◎副主编

北京体育大学出版社

策划编辑：米　安
责任编辑：米　安
责任校对：曹晓燕
版式设计：李　鹤

图书在版编目（CIP）数据

瑜伽教程 / 熊辉, 刘义凤, 张东炜主编. -- 北京 : 北京体育大学出版社, 2025. 1. -- ISBN 978-7-5644-4226-2

Ⅰ. R161.1

中国国家版本馆CIP数据核字第2024KN7985号

瑜伽教程

YUJIA JIAOCHENG

熊　辉　刘义凤　张东炜　主　编

出版发行：北京体育大学出版社
地　　址：北京市海淀区农大南路1号院2号楼2层办公B-212
邮　　编：100084
网　　址：http：//cbs.bsu.edu.cn
发 行 部：010-62989320
邮 购 部：北京体育大学出版社读者服务部 010-62989432
印　　刷：北京科信印刷有限公司
开　　本：787mm × 1092mm　　1/16
成品尺寸：185mm × 260mm
印　　张：6.75
字　　数：170千字
版　　次：2025年1月第1版
印　　次：2025年1月第1次印刷
定　　价：46.00元

（本书如有印装质量问题，请与出版社联系调换）

前言

在当今快节奏的生活中，人们不断追寻着身心的平衡与和谐，渴望在喧嚣纷扰中觅得一片宁静的港湾，瑜伽，这一古老而深邃的运动，恰似那盏照亮心灵之路的明灯，引领着人们回归自我，探索内在的无限潜能，拥抱生命的美好。

瑜伽起源于古印度，它不仅仅是一种身体的锻炼方式，更是一种融合了身体、呼吸、心灵与精神的全方位运动。习练瑜伽可以使习练者逐步清除身体与心灵的杂质与杂念，培育其专注力、平衡力与内在的觉察力，使其实现身心的高度统一。

近年来，各高校为顺应体育教学改革的需要，陆续开设了瑜伽课程，但是目前一些高校开设的瑜伽课程艰深晦涩，其使用教材所展示的动作并不适合初学者学习，严重影响和制约了瑜伽课程在高校的可持续发展，因此撰写一本科学、系统、实用、简明的专业瑜伽教材至关重要。

《瑜伽教程》精心编排，旨在为高校瑜伽教师、学生，以及广大瑜伽爱好者，提供一套科学、系统、实用、简明的瑜伽学习指南。本教材共七讲，分为上下两篇：上篇为瑜伽理论，分别对瑜伽的起源与演变、分类与特点，瑜伽的习练价值，瑜伽与饮食，以及瑜伽的习练准备进行了介绍；下篇为瑜伽实践，分别对瑜伽的体式、瑜伽教学与训练，以及瑜伽康复疗法进行了讲解。

在内容的组织上，我们遵循了由浅入深、循序渐进的原则，首先对瑜伽的起源与演变，以及分类与特点进行了清晰而简洁的阐述，帮助读者构建起对瑜伽全面而正确的认知，使其理解习练瑜伽背后所蕴含的深刻意义与价值。瑜伽实践是本教材的重点，本教材第五讲对瑜伽的体式进行了分门别类的讲解，对各种经典体式的动作要领、呼吸节奏、要点、动作功效进行了详细的介绍，并配有大量图片。这些图片均由专业的瑜伽教师进行示范，从不同的角度全方位地展示了每个体式的标准形态与动作细节。另外，针对部分难以习练的体式，本教材配备了对应的教学视频，让读者能够更加直观地理解和学习，确保每一位读者都能准确地掌握各种体式的要领，收获最佳的习练效果。

与大多数瑜伽教材不同的是，本教材增加了瑜伽教学与训练及瑜伽康复疗法两个部分的内容。其中，瑜伽教学与训练主要对瑜伽教学与训练目标、瑜伽教学与训练原则、瑜伽教学与瑜伽训练方法进行了介绍，使读者了解瑜伽体式的习练方法和技能；瑜伽康复疗法作为瑜伽的一个重要组成部分，在其他教材中却鲜有提及，本教材主要对瑜伽康复疗法的目的与原则、注意事项，以及在疾病中的应用进行了讲解，使读者深入了解瑜伽康复疗法。

除了对理论与实践知识的详细讲解，本教材还特别注重模块化、自主化学习。我们深知每一位读者的身体条件、健康状况、学习进度以及习练目标都不尽相同，因此在教材每一讲的开篇都设置了学习目标与导读模块，并在每一讲最后安排了任务考核模块，鼓励读者根据自身的实际情况进行灵活调整与选择。

此外，为了帮助读者更好地将瑜伽融入日常生活，我们还设置了思政园地模块，为读者提供一些关于瑜伽的小故事，让读者能够在全方位的生活实践中充分体验到瑜伽所带来的积极影响，将瑜伽的智慧与力量渗透到生活的每一个角落。

本教材由熊辉、刘义凤、张东炜主编，全书动作示范的图片、视频，以及文字讲解均由北京医科大学附属小学庞雄芝老师提供，在此，对所有参编者致以诚挚的谢意，并对所有引用文献的作者致谢。由于编者能力有限，书中不足之处恳请广大读者批评指正，以便我们对教材进行修订和完善。

目录

上篇　瑜伽理论

第一讲　瑜伽概述 …… 3

第一节　瑜伽的起源与演变 …… 4

第二节　瑜伽的分类与特点 …… 5

第二讲　瑜伽的习练价值 …… 9

第一节　瑜伽与身体形态 …… 10

第二节　瑜伽与心肺功能 …… 11

第三节　瑜伽与心理健康 …… 13

第三讲　瑜伽与饮食 …… 17

第一节　瑜伽的饮食观 …… 18

第二节　瑜伽的饮食原则 …… 19

第三节　瑜伽饮食的作用 …… 20

第四讲　瑜伽的习练准备 …… 25

第一节　呼吸与冥想 …… 26

第二节　习练瑜伽的道具 …… 27

第三节　习练瑜伽的注意事项 …… 28

下篇　瑜伽实践

第五讲　瑜伽的体式 …… 37

第一节　预备体式 …… 39

第二节　常用坐姿 …… 41

第三节　前屈类体式 …… 43

第四节　后展类体式 …… 46
第五节　扭转类体式 …… 49
第六节　平衡类体式 …… 52
第七节　倒置类体式 …… 57
第八节　侧弯类体式 …… 59
第九节　其他类体式 …… 61
第十节　瑜伽经典拜日式 …… 66

第六讲　瑜伽教学与训练 …… 75
第一节　瑜伽教学与训练目标 …… 77
第二节　瑜伽教学与训练原则 …… 78
第三节　瑜伽教学与训练方法 …… 80

第七讲　瑜伽康复疗法 …… 89
第一节　瑜伽康复疗法概述 …… 90
第二节　瑜伽康复疗法的注意事项 …… 92
第三节　瑜伽康复疗法在疾病中的应用 …… 96

参考文献 …… 102

上篇

瑜伽理论

第一讲　瑜伽概述

学习目标

任务	知识点	细则
初识瑜伽	瑜伽的起源与演变	瑜伽的起源
		瑜伽的演变
	瑜伽的分类与特点	瑜伽的分类
		瑜伽的特点

导读

瑜伽起源于古印度，是印度传统文化的重要组成部分，是一种源远流长、历史悠久、内容丰富的修身养性方法。瑜伽是连结、控制、稳定、和谐、统一、平衡等，即把人的注意力集中起来加以引导、运用和实施。瑜伽是一种运用古老而易于掌握的技巧，以提高人们的身体素质和心理素质，从而达到身心和谐统一的运动形式。

第一节 瑜伽的起源与演变

一、瑜伽的起源

瑜伽，梵文为YOGA，含义是连结、控制、稳定、和谐、统一、平衡等。瑜伽始于人类文明之初，起源于文明古国——古印度，是印度哲学六大正统体系之一。瑜伽的最早遗迹是由英国考古学家莫蒂默·惠勒爵士于1922年在印度河谷的摩亨佐·达罗进行考古挖掘时发现的。原始瑜伽的踪迹还可以在印度现存最古老的典籍、印度婆罗门教的重要经典——《梨俱吠陀本集》中找到。《瑜伽经》认为瑜伽的意思是“连结”，它和英文中的“yoke”(轭)有相同的意思，“yoke”的意思是按照古代的农耕方法把两头牛连在一起，但后来人们将它理解为身与心的统一，低级自我与高级自我的统一，即“自我”与“超我”的连接。瑜伽的派系虽繁多，不同学者对于瑜伽的认识也不尽相同，但是我们可以根据大多学者对瑜伽的见解，理解瑜伽的本质是将“自我”和“超我”相通，增进身体健康。瑜伽最早是随着佛教传入我国的。如今瑜伽已成为风靡世界的一种运动方式，其超越了文化和体育的范畴，成为一种将健身效果与身心融为一体的运动。习练瑜伽不仅能改善人们的身心状态，还能帮助人们发掘潜在的能量。在习练瑜伽的过程中，人们可以由感觉到达精神、由理性到达意识，最终达到身心统一的状态。

二、瑜伽的演变

传统意义上的瑜伽是一种针对内心的修持术，它表现为人们在修习瑜伽的过程中，会逐渐深化内在世界，解决自己内心的矛盾，发挥自身的潜能，由外到内，达到个体与自然的结合，即“天人合一”的境界。

现代诠释的瑜伽，经过了几千年的演变，已成为人们的一种健身手段。在现代社会，随着社会的发展，生活节奏的加快，人们的健康观和审美观也在发生转变，健康养生等已成为人们选择运动方式的首要需求，这就使瑜伽在身体练习层面更倾向于实用。

第二节 瑜伽的分类与特点

一、瑜伽的分类

瑜伽是一种健康的锻炼方式，对习练者来说，任何一种瑜伽体式都具有良好的锻炼效果。而瑜伽的分类只是想让人们了解瑜伽的特点，习练者不应过于注重某一种流派而忽略了其他方面。

瑜伽在几千年的演变中，形成了许多不同的流派，其中主要有以下五种流派：业瑜伽、智瑜伽、奉爱瑜伽、哈他瑜伽、王瑜伽。

随着社会的多元化发展，人类的社会生活已经逐渐摆脱了单一的基调，人们的生活兴趣也变得更加广泛，价值观和审美观也不断转变。根据人们各方面的需要，现代社会又派生出很多瑜伽种类。

按照练习主体分类，瑜伽可分为儿童瑜伽、孕妇瑜伽、男子瑜伽、老年瑜伽、夫妻瑜伽、亲子瑜伽和双人瑜伽等；按照练习环境分类，瑜伽可分为高温瑜伽、香薰瑜伽、户外瑜伽、家庭瑜伽、水中瑜伽、办公室瑜伽和阴瑜伽等；按照功能分类，瑜伽可分为纤体瑜伽、力量瑜伽、减压瑜伽、美容瑜伽、康复瑜伽、形体瑜伽、健身瑜伽、心灵瑜伽、能量瑜伽和减肥瑜伽等。这些支派因为更加注重身体的练习，从某种意义上说更容易取得良好的效果，因此被广为传播。

二、瑜伽的特点

不同于其他身体活动方式，瑜伽不仅有着自身独特的魅力，它还有助于改善习练者的身体、思维和心灵，且能发展其自我潜能，甚至还能够辅助治疗和预防一些病症。

1.动静结合，适宜人群广泛

大多数人认为瑜伽一直是静态、舒缓的，其练习强度并不能满足心肺功能较好的、具有长期健身习惯的人群。其实，瑜伽是一项动静结合，且习练强度可以随着习练者的个人情况灵活调节的运动方式。不同的人群可以选择不同的方式习练瑜伽，如体质较弱的人群可以选择做调理性的瑜伽练习，帮助身体恢复；缺乏耐力的人群可以选择做专门的瑜伽耐力训练，增强肌肉的耐力；经常运动的人群可以配合其他运动项目做最后的放松伸拉练习；等等。

2.改善体形，改善睡眠状况

习练瑜伽不仅能起到改善体形的效果，其调整睡眠的效果也十分显著。习练者习练瑜伽，主要通过均衡饮食和消耗能量来达到改善体形的目的。此外，习练瑜伽可以调适习练者的心理，以调节不稳定情绪来改善睡眠状况。

3. 体式繁多，均衡发展身体

瑜伽有成千上万个体式，只要满足瑜伽锻炼的基本条件，都可以称之为某一个瑜伽体式的变形。这些体式能发展习练者的肌肉力量、关节灵活性、身体柔韧性、身体平衡性、耐力及全身的协调能力，因此习练瑜伽可以全方位地锻炼身体各部位，使身体均衡发展。

4. 精神专注，身心统一

瑜伽强调平和、稳定，尤其注重身与心的结合锻炼。因此，习练者在习练瑜伽时要保持精神的专注，这样会使习练效果事半功倍。瑜伽不是单一的身体运动，要求习练者在锻炼身体、增强体质的同时，关注内心感受，也就是说瑜伽注重培养习练者身心的全面统一。

任务考核

姓名：	院（系）：	学号：	日期：

简述瑜伽的起源。

按照练习主体分类，瑜伽主要包含哪几类？

简述瑜伽的特点。

得分：

教师签字：	日期：

◎【思政园地】

珠海社区里的瑜伽公益课，为居民生活添彩

为缓解辖区群众的生活压力，给亟须放松的青年提供沟通交流的机会和空间，2022年8月，在珠海市拱北街道团工委的指导下，由婆石社区主办的瑜伽公益课堂正式开课，来自辖区企事业单位的20名员工参与。“瑜伽通过不同的体位、呼吸和技巧，让我们的身体和精神得到双重放松。现在请大家闭上眼睛，跟随音乐和我的指导，尝试着慢慢调整呼吸，放松自己……”

在瑜伽老师轻柔的讲解声中，瑜伽课正式拉开帷幕。老师对每个瑜伽动作进行详细的分步骤演示，并对每个学员的姿势进行一一调整，贴心地询问他们对姿势调整后的感受，大家有说有笑，现场气氛十分融洽。瑜伽课学员吴小红说，自己平时工作节奏很快，压力也很大，“通过瑜伽课程，放松了心身，感觉好久都没有这么舒畅过”。

此次瑜伽公益课是婆石社区民生微实事项目“有young青年生活节”活动之一。此活动不仅通过瑜伽缓解了人们的压力、改善人们的体态，也能促进辖区居民之间的沟通交流，营造社区的和谐气氛。婆石社区系列青年项目，通过为辖区青年提供一个交流的机会，由社区搭建一个沟通的平台，采取深受年轻人喜爱的方式，如瑜伽、脱口秀、咖啡品鉴等，提高辖区青年对社区生活的参与度，进而打造活力社区。

［资料来源：南方Plus（南方日报官方账号），有删减］

第二讲　瑜伽的习练价值

学习目标

任务	知识点	细则
了解瑜伽的价值	瑜伽与身体形态	习练瑜伽可以美化颈部线条，放松肩背 习练瑜伽可以塑造腰腹肌肉 习练瑜伽可以优化手臂线条、美化臀部形态
	瑜伽与心肺功能	瑜伽与呼吸系统 瑜伽与心血管功能
	瑜伽与心理健康	习练瑜伽能够缓解精神压力 瑜伽运动对神经系统的调节功效显著 习练瑜伽可以稳定人的情绪 习练瑜伽可以改善睡眠状况

导读

瑜伽的习练可以分为调身、调息、调心。习练瑜伽既可以锻炼肌肉，使肌肉更加具有线条感，还可以使呼吸变得绵长均匀，更可以通过调节呼吸节奏使习练者的心灵变得安静、祥和，从而达到身心统一的状态。具体而言，习练瑜伽可以使习练者的身体变得更加健康、强壮、柔软；习练瑜伽时深长的呼吸可以使习练者保持冷静、专注和灵敏；同时习练者的心理状态也会变得更加积极、平和，生活方式也会变得更加健康。

第一节 瑜伽与身体形态

改善身体形态主要是指改善全身各部位的比例使身体形态匀称和谐，同时矫正身体的不良姿态使体态端庄优美。人们如果长时间不注意身体姿势，就可能会影响某些骨骼的正常生长发育，甚至出现脊柱侧弯、圆肩驼背、骨盆倾斜等不良体态。

瑜伽的独到之处是可以提高习练者的肌肉力量和肢体的柔韧性，提高身体的平衡能力，从而对身体比例的均衡产生积极的影响，特别是能紧致四肢肌肉线条，消除腰腹部沉积的多余脂肪。此外，经常性、正确地习练瑜伽，能矫正身体的不良姿态，培养正确、端正的体态。

一、习练瑜伽可以美化颈部线条，放松肩背

瑜伽动作通过拉伸颈部，可以增加习练者颈部的灵活性和柔韧性，美化颈部线条，同时还可以放松背肌、舒展肩关节，并通过消耗颈部的热量，排出颈部的毒素，使颈部肌肤变得光滑有弹性。

二、习练瑜伽可以塑造腰腹肌肉

习练瑜伽可以消耗局部脂肪，尤其对女性的腰腹有明显的减脂效果，能够达到改善身体形态的目的。瑜伽体式包含较多紧缩腹部的动作，习练者在习练时可以快速收紧、强化腹部肌肉，长期习练瑜伽，不但可以使腹部变得结实、光滑，还可以消除小肚腩。另外，瑜伽中的瘦腰式在双腿和双臂的配合下，不仅可以有效地消除腰部脂肪、美化腰部线条，还可以活化腰椎，对腰部疾病有很好的辅助疗效。有研究表明，不同阶段、循序渐进地习练瑜伽，可以缓慢减少肌肉的痉挛，逐步恢复腰背肌的韧性，从而改善腰部软组织的供血和代谢并减少疼痛，恢复腰背肌的生理功能，提高腰部承受能力和抗损害能力。

三、习练瑜伽可以优化手臂线条，美化臀部形态

习练者习练瑜伽还可以最大程度地拉伸臂部肌肉，紧实臂部肌肉，消除多余脂肪，优化手臂线条，让手臂更纤细，同时瑜伽动作还可以增强臂部力量和柔韧性，并且还能增强腕关节、肘关节的灵活性。另外，瑜伽还可以美化臀部形态。臀部是极易堆积脂肪的部位，而瑜伽的桥式、弓式等体式可以有效改善和美化臀部形态。

综上所述，习练瑜伽注重肌肉所产生的力量，强调放松肌肉，以释放肌肉中不必要的紧张，对改善身体形态具有很大的作用。

第二节 瑜伽与心肺功能

瑜伽是一种静力性的运动，强调自然地呼吸，使气息在自然、均匀、柔和、缓慢中与体式融合，让内脏器官得到有节律的按摩，增强脏腑功能。瑜伽的呼吸法强调通过皮质中枢的随意呼吸调节系统来控制运动中的呼吸，使呼吸有意识引导、配合动作及全身状态，从而达到调整呼吸形式、呼吸深度及呼吸频率的目的。瑜伽体式练习通过对内脏器官的挤压、按摩和牵引，可以加强胃肠蠕动，促使消化酶分泌，帮助消化系统的消化和吸收。瑜伽动作虽然看起来简单，但瑜伽动作的拉伸和扭转，可以促进血液流向各个部位，从而加快血液循环，有效地锻炼循环系统的机能。

一、瑜伽与呼吸系统

瑜伽的身体练习从来都不只是身体姿态的各种变化，习练瑜伽要懂得内观和调息。内观可以让习练者先从调息开始去认识自己的身体，然后将调息融入身体练习中，即配合呼吸去做真正的瑜伽身体练习。调息就是调整气息，也就是调整呼吸，即延长和控制呼吸。从某种意义上讲，人的生命可以以呼吸的次数来计算，由于呼吸是人体的一种代谢过程，因此以呼吸形式出现的气也可以说是一种生命能量，这种生命能量的多少、质量的优劣也可以直接影响人的身体好坏和寿命长短。所以，遵从正确的节律，缓慢深长的呼吸，有助于积累更多的能量，而呼吸的延长相当于生命的延长。因此，控制了呼吸就是控制了身体，呼吸是生命的特征之一。

在习练瑜伽时，呼吸常被认为是连接人体内外的桥梁，也是身体和自然之间相连的纽带。人们的情绪、行为和健康发生的微妙改变都会引起呼吸节律的变化。瑜伽中的呼吸不仅仅是呼与吸的循环，也不只是深呼吸，其意义还在于连接生理层面与精神层面，通过呼吸可以控制人的情绪，让心情变得平静，使呼吸与心相连接，所以呼吸是瑜伽的精髓。习练瑜伽时腹式呼吸和胸式呼吸结合而成的完全式呼吸，使肺的上、中、下三部分都参与呼吸，此时腹部、胸部乃至全身都在起伏涨缩，这样可以有效地按摩内脏，刺激各生理腺体的分泌，让生命之气提供给人体足够的养分。

一方面，习练瑜伽可以改善呼吸系统机能。瑜伽的呼吸法有很多种，常用的是胸式呼吸、腹式呼吸、完全式呼吸和鼻孔经络呼吸。瑜伽的呼吸通过充分发挥肺部的功能，保持体内有足够的氧气供入，调动全身经络，补充血液和氧气。现代医学证明，习练瑜伽可以改善呼吸功能指标，如增加呼气流量峰值、用力呼气量、用力肺活量、最大呼气中期流量等。习练者通过瑜伽的呼吸法还可降低肺通气的阻力，增加肺泡通气量，改善肺通气功能，提高肺换气效率。实际上在习练瑜伽时，不仅是横膈，上下胸腔也会受到牵拉刺激，从而增强肺部的弹性，增强呼吸肌力，改善肺顺应性。

另一方面，习练瑜伽对预防和缓解呼吸系统疾病具有较好的功效。习练瑜伽可以改善精神的压抑状态，瑜伽的呼吸法能缓解紧张的神经，舒展筋骨，使身体更加稳健。瑜伽的鼻孔经络呼吸能清理鼻孔，预防和缓解鼻炎、鼻窦炎等鼻部疾病，提高嗅觉敏感度；瑜伽的调息法通过控制呼吸节律，减慢动态和静态的活动，放松性地调节和控制吸气和呼气的肌肉，平衡拮抗肌群的活动，从而可以有效减少呼吸系统疾病的发生。

二、瑜伽与心血管功能

瑜伽体式众多，通过习练各种瑜伽体式，能加大关节、骨骼、肌肉、韧带等的活动，协调机体平衡，如瑜伽运动中大量的前弯、后仰、扭动、斜腹、挤压等动作加快了全身的血液循环，增加了身体的耗氧量，在一定程度上加大了心脏的工作负荷，使心脏功能增强。又如，扭转动作是体位中具有解毒疗效的姿势，习练瑜伽时，习练者通过扭转身体可以使内脏受到挤压按摩，从而促进血液循环。习练瑜伽有助于改善习练者的心血管系统，其主要包含以下几个方面的原因：

第一，习练瑜伽可使人的静息心率变慢，降低心脏在安静状态下的能量消耗；习练瑜伽能增粗肌纤维，增厚心壁，增强心肌收缩力，增大心脏每搏输出量，进而增强心脏的泵血能力；习练瑜伽还可以减少循环血液中的儿茶酚胺水平，降低心肌耗氧量，减轻心脏负担。

第二，坚持习练瑜伽可以显著降低静息状态下的收缩压、舒张压和平均动脉压；坚持习练瑜伽，可以很好地调节脂代谢，预防和治疗血脂异常，降低心血管疾病的发生概率。具体而言，瑜伽可以改变血液流变学相关指标，改善血管顺应性和血管舒张功能，降低血脂和血压；改善血液黏度；改善微循环，提高机体的供氧能力和物质交换能力；习练瑜伽能增加细胞水平的肝脂酶和脂蛋白脂肪酶，影响脂蛋白的代谢，并能提升机体从脂肪组织中摄取甘油三酯的能力。

第三，心率变异性可以反映自主神经系统活性和心脏交感神经与迷走神经活动的紧张性与均衡性，从而判断心血管系统的健康状况。瑜伽属于一种修身养性的运动，不带有任何竞技的性质，坚持习练瑜伽可以提高交感神经活性，平衡自主神经功能，增强迷走神经对心脏的保护作用，改善心血管功能。

第四，瑜伽动作可以改善靶器官的敏感度，从而降低胰岛素抵抗，增加对周围血糖的利用。不同的瑜伽体式也可以直接刺激胰腺细胞，从而增加周围组织对葡萄糖的利用率和代谢率。

综上所述，瑜伽对于改善心血管功能具有较大价值，尤其对处在高压、快节奏的大学生、脑力劳动者等而言，瑜伽是一种很好的运动方式。习练者长期习练瑜伽可以使肌肉更结实，加快血液循环，增强机体免疫力，保持并提高身体素质。同时，瑜伽的柔和动作能有效地放松习练者紧张的神经。

第三节 瑜伽与心理健康

瑜伽作为一种身心练习法，可以从生理、心理、精神等各个层面调整人体的机能和状态。习练者习练瑜伽可以系统地调理机体的新陈代谢，使肢体变得更加柔软、有弹性，进而焕发良好的精神状态。瑜伽运动通过呼吸法、冥想、收束法，以及清洁功，可以唤醒习练者的内在意识，使其充满活力，内心变得平和。

一、习练瑜伽能够缓解精神压力

人体在受到各种压力刺激时，可以引起广泛的神经内分泌变化，如肾上腺素、去甲肾上腺素的浓度升高，胰高血糖素分泌增加，促性腺激素释放激素分泌下降等。最直接的表现是精神紧张、焦虑、恐惧、抑郁、厌食等，并伴有心率加快、血压增高等一系列心血管反应。严重的焦虑和抑郁不仅会影响人的心理和生理，导致人们出现心理问题，还会直接或间接地影响人们的正常生活。

瑜伽能够明显提高习练者的心理素质，让习练者变得更加有活力、积极向上。例如，瑜伽体式练习可以使习练者的生理系统更协调，消除肌肉紧张；瑜伽调息能够帮助习练者避免情绪化呼吸，控制情绪；瑜伽冥想则有助于习练者提高对自我的认识；瑜伽冥想不仅可以消除习练者的生理紧张，还可以消除习练者心理和情绪上的紧张，帮助习练者调适心理，提高控制情绪的能力。可以说，习练瑜伽可以减少习练者心理和情绪性问题，促进其心理和生理的健康发展。

二、习练瑜伽能够调节神经系统

瑜伽是一项安全的运动，其缓慢的动作过程配合着深长的呼吸，既可使习练者的肢体得到适当的伸展，又可调节习练者的神经系统，使其体内各种脏器和各种腺体分泌趋于正常，使生命中潜在的能量得到激发。

学习瑜伽体式的过程是习练者不断接受新事物的过程，在动作发展过程中，习练者的注意力集中在动作练习中，能够下意识地提高自身观察事物的能力和集中注意力的能力，在这个过程中习练者能逐渐发展自身的认知能力。另外，习练瑜伽可以直接调整大脑皮层的兴奋与抑制的转换，锻炼大脑高度集中的能力，修养身心。例如，冥想练习能够让意识长久地集中，使习练者不会轻易被外在的事物所干扰，使其对事物的认知和理解从表面逐渐深入到本质。

三、习练瑜伽可以稳定人的情绪

瑜伽通过深长的呼吸、筋骨的伸展，以及强调习练者要有平静的心境来增强人体健康。习练瑜伽可以给予身体轻柔的按摩和刺激，使身体处于健康状态，提升习练者的自我调适能力和幸福感。瑜伽中的弯、伸、推、扭、挤等动作，可以较好地舒缓神经，能够使习练者从焦虑、急躁、紧张中解脱出来，提高自信，消除烦恼，使其心理得到放松，内心变得平和。例如，倒立动作能赋予身体活力，增加循环，促进身体平衡，增加脑部血液供给，使习练者减少恐惧，平衡神经系统，稳定情绪。

四、习练瑜伽可以改善睡眠状况

睡眠是人的基本生物学需求，良好的睡眠质量有助于提高记忆力，恢复人体能量，帮助人们有充足的精力完成日常事务，并促进身心健康。瑜伽作为一项抗阻与拉伸相结合的运动，对改善习练者的睡眠状况具有显著的效果，尤其体现在入睡时间和睡眠质量两个方面。

从瑜伽体式来看，瑜伽具有缓解压力及焦虑的体式，如三角式和山式，通过对这些体式的习练，习练者可以缓解自身的压力。习练瑜伽能够使习练者控制自身意念，使身体和大脑得到充分有效的放松，缩短入睡时间，使习练者可以尽快进入深度睡眠状态，从而改善睡眠状态。又如猫伸展式等动作由于需要配合呼吸，可以起到放松身心的作用，调节内分泌系统从而改善睡眠质量。从瑜伽的内容安排来看，瑜伽休息术是瑜伽特有的一种放松形式，有研究发现瑜伽休息术只需要15分钟便可恢复人体精力，人体精力的恢复也有助于促进睡眠。另外，睡眠质量也受压力和情绪的影响，习练瑜伽要求习练者消除内心的杂念，让内心平静下来，因此其也可以有效地使习练者放松身体，从而优化睡眠质量。

任务考核

姓名:	院（系）:	学号:	日期:
简述习练瑜伽对身体形态的益处。			
习练瑜伽为什么可以改善呼吸系统?			
瑜伽可以从哪几个方面调适人的心理健康?			
得分:			
教师签字:			日期:

◎【思政园地】

“瑜伽是光，照亮更好的自己”

在全民健身成为潮流的当下，瑜伽运动也成为越来越多女性健身爱好者的心头好，在深圳，瑜伽馆随处可见，很多瑜伽课堂都高朋满座。2024年的“世界瑜伽日”，在深圳湾公园的海岸线上，还出现了习练“日出瑜伽”的群体。据深圳市瑜伽协会的保守估计，最多的时候深圳的瑜伽习练者超过100万人。

瑜伽，这项主打修身养性、调节亚健康的运动，正在成为越来越多深圳人的热门健身选项之一。

茶茶是一位全职瑜伽教练，34岁的她从2015年开始习练瑜伽，至今已接近十年。在接受记者采访时，她说，“真正开始做全职瑜伽教练是在2019年，到现在做了5年了”。在做瑜伽教练之前，茶茶从事互联网行业，是一名设计师。“那时候，我每天伏案加班，导致颈椎疼痛、腰椎突出，肠胃不好，容易疲惫，无精打采。”后来，朋友带她去上瑜伽课，刚开始茶茶连一节课都很难坚持下来，“就是觉得头晕恶心，体力不支”。

不过，希望改善身体亚健康状态的茶茶咬着牙坚持了下来，“一段时间后，我爱上了习练瑜伽后的感觉，很轻松，洗去了一身颓废，开始变得有精神”。茶茶说，她找到了自己未来的生活方式，决定更深入地学习瑜伽，并参加了专业培训，最终如愿成为一位瑜伽教练。“我自己体会到了瑜伽的好处，想把这种健康的生活方式分享给更多的人，让大家都能从习练瑜伽中获益。”

瑜伽是一项低门槛的运动，同时对身心健康的促进作用明显，经常习练瑜伽能强身健体、疏通经络、灵活关节，改善肩颈腰背劳损等问题，提高身体的免疫力。

2024年世界瑜伽日（6月21日），茶茶带着数十位学员在深圳湾公园的日出剧场，迎着朝霞，吹着海风，集体习练了一场“日出瑜伽”。当天，茶茶发了条朋友圈：“在这个有意义的日子，一起置身于大自然中，跟太阳、宇宙万物能量相互链接，感受自然的生机勃勃，与大自然融为一体。头脑清晰，充满能量，平静祥和。”

有调查显示，习练瑜伽的市民以女性为主，25 ~ 50岁的人最多。“她们习练瑜伽的目的主要有四个：一是缓解身体不适，比如肩颈疼痛、‘富贵包’、腰肌劳损、关节僵硬等；二是塑造外在形象，瘦身减肥、提升气质等；三是舒缓、放松身心；四是改善体质，提高身体素质。”茶茶说。

（资料来源：广东深圳报业集团旗下《晶报》官方账号，有删减）

第三讲　瑜伽与饮食

学习目标

任务	知识点	细则
了解瑜伽与饮食的关系	瑜伽的饮食原则	食用悦性食物、应季食物，均衡膳食
		保证充足的体力和精力，适量饮食
		饮食结构符合人体构造
	瑜伽饮食的作用	为了更好地习练瑜伽
		增加免疫力和抗衰老，减少疾病的发生
		有助于减缓心理压力

导读

健康的身体离不开持之以恒的运动，更离不开合理的饮食结构。不良的饮食习惯、饮食方式会影响人们的身体健康，同时也影响着人们的心理健康。目前，我国居民大多处于亚健康状态，拥有健康是当务之急，而健康不容易获得，也不容易维持，健康是每个人都应该拥有的最重要“财富”。生命在于运动，运动固然重要，但也需要与饮食相辅相成。

第一节　瑜伽的饮食观

瑜伽要求习练者遵守一定的饮食规则、饮食方式、饮食习惯。瑜伽的习练者需遵循着一定的饮食观，瑜伽饮食对习练者保持身体健康，减少疾病的发生具有不可或缺的作用。瑜伽的饮食文化历史悠久，早在吠陀时代古印度人就形成了特有的饮食观，被后人称为“吠陀养生学”。“吠陀养生学”把健康描述为身体功能的完美和谐、新陈代谢的良好平衡以及心理与感官的快乐与安宁状态。“吠陀养生学”的基本理念是食品的种类、质量和饮食的方式不仅会直接影响人的身心健康，还会影响人的精神状况。历经数个世纪，传统瑜伽倡导以素食为主的饮食原则与现代流行的营养理念并不冲突，现代人已经更多地把瑜伽饮食作为一种养生的手段。瑜伽的饮食观体现了健康、文明、环保的生命法则，对促进个体健康和环境改善均具有重大意义。

瑜伽的饮食观认为，任何食物都有主要的、特定的味道，它还可能有第二层甚至第三层味道，个体要想获得最佳营养，必须每餐吃到甜、酸、咸、苦、辣、涩这六种味道，最好让这六种味道达到平衡，并且尽量避免暴饮暴食。甜、酸、咸、苦、 辣、涩这六种基础味道源自五大元素，它们能通过舌头将信号直接传递给大脑，影响生命能量的变化，关联身体的器官、组织和神经系统，对人们的身体产生影响，对习练瑜伽产生影响。因此，习练者想要提升瑜伽习练的效果，在习练瑜伽时应该保持健康的饮食习惯。

瑜伽的饮食观认为，食物同时具有生理和心理的作用。有些食物对身心有益，而有些食物则对身心有害。食物中存在三种性质，即悦性、激性和惰性，入口的食物因其性质也会改变人体内三种性质的平衡，影响人的精神状态，从而影响瑜伽的习练效果。

悦性即纯粹性，悦性食物即健康食品。这类食物非常干净鲜活，味道温润、调和，热量低，含有丰富的微量元素，具有稳定、舒畅的特质。食用悦性食物能让人活力十足、心境澄明，能给身心带来纯净和愉悦之感。新鲜的水果和蔬菜、坚果、豆制品、奶制品和蜂蜜等都是有助健康的悦性食物。

激性即活动性，激性食物即刺激性食品。这类食物以自我为中心，具有攻击性、刺激性，味道辛辣、刺激，且多数激性食物含有咖啡因，在提供热量的同时也会刺激身心。激性食物主要包括酒、醋、洋葱、大蒜、辣椒，以及甜、酸、苦、辣、咸的原料或作料等。如果食用过多的激性食物，将刺激内分泌和神经系统，使大脑激动，这与瑜伽追求的平和安宁的状态背道而驰。

惰性即压抑性，惰性食物即压抑性食品。这类食物具有一定的抑制作用，会扰乱人的身心安宁，使人易怒、易妒，变得懒惰、萎靡等，易让人陷入抑郁状态。惰性食物包括不新鲜的、没味道的腐烂或过熟的食品，如罐头，以及经过冷冻、加工或含防腐剂的食品等。食用此类食物，人会过多地消耗自身能量，且易对环境造成破坏。

综上所述，瑜伽的饮食观建议人们多食用素食或荤素搭配，因为植物性的食物较容易被身体吸收和消化，粗粮、蔬菜、水果中的植物纤维可以刺激肠胃蠕动，促进营养吸收。而肉类是优质蛋白质和矿物质的主要来源，人们食用适量的肉类可以从中获取多种营养素，维持机体的生长和持久性运动。

第二节 瑜伽的饮食原则

瑜伽的饮食观认为人们对味道的偏好会对人体的健康和性情等方面产生影响。人在食用悦性食物后会感到神清气爽，而经常食用惰性和激性食物会给人体的器官造成压力。因此，瑜伽的饮食原则首先是主张食用悦性食物、应季食物，均衡膳食；其次是保证充足的体力和精力，适量饮食；最后是饮食结构要符合人体构造。就像热量一样，食物的能量也会被人们吸收与利用，对人产生影响。人食用悦性食物可以缓解压力，使心情变得愉悦。习练瑜伽的过程中配合长期的科学饮食，可以更好地达到身心健康的目的。

一、食用悦性食物、应季食物，均衡膳食

瑜伽的饮食原则在关注身体健康的同时，更关注心灵的纯洁和宁静。因此，瑜伽推崇习练者食用悦性食物，即健康的素食，并主张在食物处于最自然状态时食用，这样的食物是最新鲜的、最有活力的，且充满能量、易于消化。但是习练瑜伽并不是苛求每个人都成为一个素食者，习练瑜伽的人应该全面、均衡地摄入种类足够丰富的食品，根据自身的体质和生理机能状态合理地安排饮食，以保证获得全面均衡的营养。随着瑜伽习练的深入，习练者会越来越懂得聆听身体的声音，对如何获得健康了然于心，自然会主动食用那些对身心健康有益的食物。

二、保证充足的体力和精力，适量饮食

瑜伽讲究饮食要顺其自然，认为要保持充足的体力和精力，必须及时补充消耗的能量，以维持身体的平衡。这里有一个基本规律，就是先有能量的消耗，才有能量的补充，补充的能量与消耗的能量相当，才是最健康的状态。基于这个规律，瑜伽的饮食原则既要反对

饮食过量，也要避免饮食过少，瑜伽饮食要富含营养，能够增强人们的体力和精力。例如，人们应多食用绿色蔬菜（如菠菜、西兰花等），绿色蔬菜中含有丰富的镁元素、铁元素等。其中，镁元素是人体必需的常量元素之一，参与身体的能量代谢；铁元素是人体必需的微量元素之一，参与体内氧的运输等。

三、饮食结构要符合人体构造

瑜伽的饮食原则将人的身体比作汽车，食物则比作燃料，燃料的质量越高，汽车的性能也就越高。食物对人的身心健康有巨大的影响，在现代的生活方式下，人们的饮食以肉食为主，而在瑜伽习练者看来，这种饮食习惯却隐藏着巨大的危机。瑜伽的饮食原则主张食用水果、蔬菜、奶制品、谷物、豆类、蜂蜜和原糖等，不含肉、 鱼、蛋及其副产品，属不排除乳制品的素食，对人的身心都大有裨益。瑜伽饮食多甜而多汁、美味可口、营养丰富且易于消化，食用此类食物有利于身心达到和谐的状态。瑜伽素食中的多数食物都富含蛋白质，如豆腐、乳制品、豆类等。且这些高蛋白食品中所含的乳蛋白和植物蛋白比肉类中的蛋白质对人体更为有利。例如，奶制品是极好的蛋白质来源，其所含蛋白质品质非常高，也很容易被人体消化和吸收。

第三节　瑜伽饮食的作用

习练瑜伽是体式、呼吸、冥想、饮食等的共同协作，是一种通过寻找平衡来打造健康身体的生活方式，瑜伽饮食不仅是习练瑜伽的一部分，也是健康饮食方式、健康生活方式的一种。遵循一种健康的并且适合自己的生活方式、饮食方式、运动方式是现代人的重要选择。生命在于运动，维持良好的运动需要食物的辅助，无论哪一项运动都是如此。瑜伽习练者作为瑜伽的实践者应遵循瑜伽的饮食原则去习练瑜伽，感受瑜伽为自己的身体带来的益处，为终身运动打好基础。

一、为了更好地习练瑜伽

瑜伽的饮食观认为一个人的身心状态是由身体已消化吸收和未消化吸收的食物决定的。瑜伽习练者可以在瑜伽的习练过程中观察身体对食物的反应，进而判断哪些食物适合自己。瑜伽也讲究畅通，为使能量通道畅通，习练者需要少食用惰性食物。因此，在饮食中鼓励习练者要多食用悦性食物，再配合瑜伽体式、呼吸，以及冥想的身心习练方式，让身体更加健康强壮。

二、增强免疫力和抗衰老，减少疾病的发生

瑜伽的饮食观提倡人要饮食有度，要一口一口进食，充分咀嚼食物，降低食物途经食道时对食道造成的伤害等。此外，充分粉碎的食物还会减轻消化系统的负担，保证消化系统正常运转。人狼吞虎咽式进食不仅不能享受食物，还会对身体造成伤害。现代人不健康的饮食习惯之一是饮食种类丰富但营养不均衡，处于高热量但低营养的状态。这种营养缺乏或营养过剩的不平衡状态会给健康带来不利的影响，增加患病概率。有研究显示，瑜伽饮食有助于减肥和维持健康的体重，增强免疫力和抗衰老，还有助于预防高血压、心脏病、关节炎等多种疾病。因此，人们遵循瑜伽的饮食原则对减少疾病的发生有很大的帮助。

三、有助于减缓心理压力

食物不仅会对人的身体健康产生重大影响，还会对人的心理健康产生深远影响。在如今压力过大的社会生活中，心理疾病的患病率呈上升趋势，而习练瑜伽可以促进多巴胺、血清素等一些使大脑感到快乐的激素分泌，使人的皮质醇水平下降，对治疗心理疾病有明显效果，同时配合食用悦性食物，更能让习练者充满活力、精神焕发。另外，瑜伽饮食能使人的心境变得更加平和安宁，使人能更加清晰地进行思考。因此，对每一个希望生活得更健康快乐的人来说，瑜伽饮食都是一种理想的选择。

任务考核

姓名:	院（系）:	学号:	日期:

简述瑜伽的饮食观。

瑜伽的饮食原则包含哪些方面?

简述瑜伽饮食的作用。

得分:

教师签字:	日期:

◎【思政园地】

《中国居民膳食指南（2022）》发布
——吃动平衡　科学减重

中国营养学会发布的《中国居民膳食指南（2022）》（以下简称《指南》）遴选出八条基本准则，强调了吃动平衡、膳食模式、饮食卫生、三餐规律等的重要性。

八条准则分别为食物多样，合理搭配；吃动平衡，健康体重；多吃蔬果、奶类、全谷、大豆；适量吃鱼、禽、蛋、瘦肉；少盐少油，控糖限酒；规律进餐，足量饮水；会烹会选，会看标签；公筷分餐，杜绝浪费。强调要坚持以谷类为主的平衡膳食模式，每天的膳食应包括谷薯类、蔬菜水果、畜禽鱼蛋奶和豆类食物，平均每天摄入12种以上食物，每周25种以上，合理搭配。

《指南》特别提到，各年龄段人群都应天天进行身体活动，保持健康体重，食不过量，保持能量平衡。坚持日常身体活动，每周至少进行5天中等强度身体活动，累计150分钟以上；主动身体活动最好每天6000步。鼓励适当进行高强度有氧运动，加强抗阻运动，每周2至3天。减少久坐时间，每小时起来动一动。培养清淡饮食习惯，少吃高盐和油炸食品。

对于一些朋友的减脂需求，来自中国食品科学技术学会运动营养食品分会的营养专家也表示，成功减脂离不开科学运动和饮食调整。有效减脂，既要限制热量，又要吃得均衡。

节食减肥虽然见效快，但减掉的大多不是脂肪，不仅容易复胖，还可能会带来脂肪肝、胃肠病、内分泌失调、骨质疏松、免疫力差等问题。所以，减脂不能只靠节食。

减脂饮食要均衡营养，低能量、低脂肪、适量优质蛋白质搭配复杂碳水化合物（如全谷类），并增加新鲜蔬果在膳食中的比重。建议以1/3以上的粗粮（如豆类和薯类）代替部分白米白面，减量又扛饿，同时每日做到“一斤蔬菜半斤果”。日常生活中，一些小的改变有助增加饱腹感，提高减脂成功的概率。

专家举例，早饭必须要有一定量的蛋白质，如一个鸡蛋或一杯牛奶，这样消化起来慢，让一天中不断有能量供应；午餐与晚餐之间可吃点水果或坚果，这样晚饭前不会因为过于饥饿而过量进食；吃饭前先喝汤，每餐中要保证一定量的膳食纤维，如糙米、红薯、燕麦、鲜香菇等，可以有效增加饱腹感；若自身条件允许，可把锻炼的时间放在晚饭前进行，运动后喝点水，食欲就不会太强，从而有效减脂。

（资料来源：《中国体育报》，有删减）

第四讲 瑜伽的习练准备

学习目标

任务	知识点	细则
了解习练瑜伽前的准备工作	呼吸与冥想	瑜伽呼吸的概念
		瑜伽呼吸的控制
		冥想的概念
		冥想的好处
	习练瑜伽的道具	瑜伽服的选择
		瑜伽垫的作用
		瑜伽辅助器材的选择和使用
	习练瑜伽的注意事项	瑜伽的习练时间
		瑜伽习练前后的饮食
		瑜伽与专注力
		习练瑜伽的方式
		习练瑜伽的禁忌

导读

瑜伽就是一种通过呼吸、冥想调适身心的活动，它能增进健康、缓解压力，习练者通过不断地习练瑜伽可以获得身心的稳定。习练瑜伽所需要的条件非常简单，但也需要准备一些专属的道具。有了这些道具的辅助，既能增加习练瑜伽的趣味，又能帮助习练者完成具有一定难度的动作，让习练者的瑜伽体式动作更加标准。在习练瑜伽时习练者还要了解一些注意事项，以降低运动损伤发生的可能性。

第一节 呼吸与冥想

习练瑜伽强调呼吸和冥想。在习练瑜伽的过程中，习练者掌握呼吸的方法有助于提高氧气供应，提高身体的新陈代谢，同时也能平复心情、缓解压力；而冥想则是一种训练意识和提高专注力的方法，有助于减轻心理负担，使人的内心更加宁静。习练瑜伽的终极目的是寻找真正的自我，所以习练时身体的感受必须真实，习练者需使身心尽量达到完美的统一，最终与自然和谐地融合在一起。

一、呼吸

呼吸被认为是人类身体机能中最为重要的一部分，是机体从外界环境不断吸入氧并排出二氧化碳的气体交换过程。人们的生命取决于呼吸，人们的活力也与呼吸习惯和规律直接相关。有意识、有规律的呼吸能使神经系统平静下来，使身心得到放松，呼吸还能给大脑带来充分的氧气，使大脑更加清醒。

在瑜伽中，人们常说“呼吸即生命”，因此呼吸是习练瑜伽的重要部分，也是习练瑜伽能否收到效果的关键所在。在习练瑜伽的过程中，呼吸不仅是一种身体行为，还是一个从宇宙中吸取活力或生命之气的过程，一个人的健康和活力取决于注入身体中生命之气的数量。因此，充分、有效的呼吸能够增加体内的生命之气，滋养人体的组织、血液和神经系统，并增加身体活力。呼吸与情绪和大脑状态也有密切的联系，因此如果习练者能控制呼吸，就有可能减少情绪的波动，从而维持身体的活力，进一步提高瑜伽的习练效果。

呼吸控制并不是深呼吸，在呼吸控制中，大脑和身体要保持放松，气息轻柔地吸入然后轻柔地呼出。习练者需要完全专注于细微的呼气、吸气，以及自然的屏息。瑜伽中的调息法即呼吸控制法，就是对呼吸的控制和延续。调息法的主要目的就是通过延长呼吸和更深入、更充分地呼吸，让人们增加活力、改善生活质量，变得更加健康。

调息法可以让呼吸回到正确的呼吸模式上，其对生理和情绪均有较积极的影响。调息法能够唤醒构成身体的细胞，延缓衰老；能够促进血液循环，促进人体消化器官的功能；能够提高肺的机能，增强呼吸系统的免疫力；还能够平复紧张的神经，消除疲劳、减轻焦虑；能够抑制情绪过度兴奋，让大脑平静；能够平衡思维和身体；能够引发大脑的意识和潜意识；能够唤醒有创造性的内在潜能。

二、冥想

冥想是一种有意识的思维活动，在瑜伽中有“警觉”的意思，是通过身心的自我调控练习，使习练者进入平静、专注的状态，从而获得心理幸福感的过程。冥想能培养一种满足和平静的情绪状态，它能使人的精神放松，平息体内的躁动情绪，调节呼吸频率。

首先，冥想可以促进人体血液循环，消除生活中的烦恼，增进健康；可以使大脑处于平静状态，使焦虑、躁动的心安定下来，使心境清净安详，使气脉自然通畅，是修身养性的最佳方式之一。简单地说，冥想的意义就是使人更加平静，通过冥想人们可以更加智慧地去生活，变得更有创意，可以提高自我觉醒的意识，提高记忆力，缓解压力，稳定情绪，从而使人充满活力。

其次，冥想能调节人体血压和副交感神经系统，通过缓解肌肉深层次的紧张来平复情绪，缓解紧张、焦虑等情绪。冥想还可以让人的思维方式发生改变，使人学会从另一种角度观察整个宇宙，达到内在的宁静，摆脱负面情绪，从而可以更加集中、有条理地进行思考。

最后，冥想可以增加氧气的摄入，提高血液中的含氧量，从而降低心率，冥想还可以放松以及修复人体细胞。人在冥想时会感觉全身放松，心跳明显减慢，呼吸呈一种龟息状态，机体代谢随之降低，大脑及组织器官处于休息中，耗氧量降到最低水平，因而冥想是储蓄生命、延缓衰老的最佳方法之一。

冥想可以以静坐的形式来完成，初次冥想如果不能顺利地静定也不要勉强，可以稍微调整一下，放松一下心情后再继续。习练者最好能够在专业人员的指导下进行冥想练习，不要盲目，也不要过于急躁。冥想时习练者应处于一种清醒与睡眠之间的状态，停止一切对外的意识活动，从而获得深度的宁静，进入一种“忘我之境”。

第二节 习练瑜伽的道具

一、瑜伽服饰

习练瑜伽时，习练者选择塑形、修身、舒适的专业瑜伽服或棉质、弹性适宜的宽松运动类服装，可以有效地保护自身并完成瑜伽动作。瑜伽体式中有很多幅度较大的动作，如扭转身体、伸展四肢等，舒适的瑜伽服能让习练者的身体不受任何束缚地自由活动。为了提高习练时身体的稳定性，习练者以赤脚为佳，温度较低时，可以穿着棉袜或软瑜伽鞋进行习练。

二、瑜伽垫

很多瑜伽体式是从卧姿、坐姿开始的，如果习练者在硬地板上习练，极容易发生运动损伤。因此，在地板上铺一款薄厚适中、防滑性能较好的瑜伽垫，能防止脊柱、膝关节、踝关节等部位受伤，还有助于身体更好地完成动作。另外，建议初学者使用带有体位线标记的瑜伽垫。

三、瑜伽砖

对于初学者和身体柔韧性较差的人来说，瑜伽砖是一种非常好的辅助工具。在习练难度较高的瑜伽动作，如骆驼式时，可以在双脚旁边各放置一块瑜伽砖，当上半身向后弯曲时，双手可以直接落于瑜伽砖上，这样能减小身体弯曲的幅度。习练者借助瑜伽砖进行习练，可以逐步提高身体的柔韧性，且可以更加精准和到位地完成难度较大的动作。

四、瑜伽球

瑜伽球也是习练瑜伽时一种重要的辅助工具。瑜伽球的用法有很多，习练者可以向上举瑜伽球增加手臂力量，也可以将瑜伽球压在身体下方辅助支撑身体，还可以双腿夹瑜伽球向上举以锻炼腰腹力量等。瑜伽球柔软有弹性，能在一定程度上避免肌肉拉伤。此外，习练瑜伽时使用瑜伽球也能起到降低动作难度的作用，如在练习一些对平衡能力要求较高的动作时，习练者可以通过手扶瑜伽球帮助身体保持平衡。

五、瑜伽绳

瑜伽绳又称“瑜伽伸展带”，在一些拉伸肢体的动作中会用到。瑜伽绳能帮助习练者拉伸筋骨和韧带，待身体的柔韧性提高后，再逐步增加练习难度。

第三节 习练瑜伽的注意事项

虽然与一般剧烈运动相比，习练瑜伽受伤的可能性较小，但在习练过程中习练者如果不注意保护自己，仍然有可能让身体受到伤害。因此在习练瑜伽时，习练者应注意以下事项，这样不仅能大大降低运动损伤发生的概率，还能收到事半功倍的瑜伽习练效果。

一、合理选择瑜伽的习练时间

要想收到较好的瑜伽习练效果，建议习练者选择最佳的时间习练瑜伽，一般来说清晨和黄昏是习练瑜伽的最佳时间。清晨，人的肠胃基本排空，大脑清醒但思维尚未活跃起来，非常容易进入习练状态；黄昏，经过一天的学习和工作，人们身心疲惫，习练瑜伽可以静心、放松身体，达到缓解疲劳的功效。实际上，习练者应根据自己的生活方式选择最为适合的习练时间，最好每天都能在同一个时间进行习练。

二、注意习练瑜伽时的饮食习惯

由于瑜伽的动作多是围绕脊柱进行的，且前屈、扭转、后展类动作较多，所以习练瑜伽时不宜太过饱腹或空腹，建议等到食物有所消化或吃五分饱后再进行。这是因为在短时间内，食物没有被充分消化，此时习练瑜伽容易增加肠胃负担，引起肠胃不适，甚至发生呕吐或眩晕现象。一般来说，习练瑜伽前一小时不宜进食，但也不宜空腹习练瑜伽，习练者可以在习练前半小时补充一些流质、易消化的食物，如粥、面条等，但也不宜过量。习练完毕后，习练者可及时饮用一杯白开水、蜂蜜水、果汁或酸奶等饮品，帮助身体补充能量和在运动中流失的水分。

三、习练过程中要保持专注力

专注力是指一种思维觉察力，特别是指对自己的思想、感受、行为等的觉察力。在习练瑜伽的过程中习练者应保持专注，人在充分放松的状态下，柔韧性最好，也只有充分放松习练者才能抛开一切杂念，做到足够专注。

四、由易到难、循序渐进地习练瑜伽

瑜伽体式众多，习练者须按照难度等级，由易到难、循序渐进地习练。初学者不要急功近利，不要希望练习一两次或者在短时间内就能收到良好的锻炼效果，不要认为习练的初期自己就能完成高难度的体式。每个人的体能和体质都不一样，习练时一定要量力而行，循序渐进地提升自己的能力。

五、习练完瑜伽不应立即洗澡

习练完瑜伽就立即洗澡是习练者经常犯的错误，正确的做法是习练完瑜伽休息20～30分钟，待身体恢复后再洗澡。经过一系列的瑜伽体式习练，习练者的体温会比平时略高一些，立即洗澡会引发体温的变化，容易破坏身体的正常机能，导致免疫力下降。

六、空调房里不宜习练瑜伽

习练瑜伽最好在阴凉、通风的环境中，可以选择在宽敞、干净、舒适的房间中习练，也可以在露天场所，如花园、草坪等开阔的地方习练。需要注意的是，习练者最好不要在空调房中习练瑜伽。一方面，瑜伽是一项有氧运动，空调房内往往氧气不足，从而影响瑜伽的习练效果；另一方面，习练瑜伽时人体的毛孔处于完全张开的状态，空调冷气的袭入，容易使习练者受寒感冒。此外，皮肤在空调房里会呈现缺水状态，长时间在空调房里也会减弱人体的排汗功能。

七、不同身体状况必须了解的禁忌

不同身体状况的人在习练瑜伽时也要牢记一些相应的禁忌。例如，患有慢性疾病或者手术后处于恢复期的人群，在习练瑜伽前最好先咨询医生，然后在专业人员的指导下进行习练；高血压、低血压患者，头部或颈部受过伤害的人群，不适合做倒立动作；女性在经期习练瑜伽简单体式能稳定情绪、减缓痛经，但在经期前两天最好只做静坐或冥想的练习，经期后期也不要做大幅度的动作，要避免倒立、反转和过分挤压腹部的体式。虽然习练瑜伽极为有益，但并不是说瑜伽习练者就可以忽视有效的医学治疗，习练者应把瑜伽视为一种有效的保健运动或预防、辅助治疗疾病的方法。

八、其他注意事项

除上述七点外，习练者还应注意以下几点：

（1）习练瑜伽时要除去身体的一切束缚，如腰带、领带、手表、首饰等。

（2）习练瑜伽以赤脚为佳。

（3）习练者应在瑜伽专用垫上进行习练，以防因脚底打滑而受伤。

（4）习练者应将注意力放在动作作用于自己身体产生的感觉上。

（5）习练瑜伽时，习练者应自始至终用鼻孔呼吸。

（6）习练者做瑜伽动作时应缓慢且步骤分明，不要出现使身体失控的惯性现象。

（7）在习练瑜伽时，如果习练者因体力不支出现身体颤抖的现象，应即刻还原身体，不可过度坚持。

（8）在习练瑜伽时，习练者如果感到身体关节偶尔发出轻微的“咔咔”声，这说明身体开始变得灵活，但如果是同一关节在一段时间内反复出现这一状况，应及时咨询瑜伽教练员。

（9）习练者如果在做某一体式时身体某一部位发生剧痛，应立即停止动作，以防韧带或肌肉拉伤，严重时需要进行冷敷并及时咨询医生，且短时间内不要再做此动作。

（10）任何运动都有可能出现延迟性肌肉酸痛，瑜伽也不例外，在习练瑜伽后如果习练者出现此现象，应予以适当按摩或冷敷。

任务考核

姓名:	院（系）:	学号:	日期:
简述瑜伽与呼吸的关系。			
简述冥想的好处。			
习练瑜伽时需要注意什么?			
得分:			
教师签字:			日期:

◎【思政园地】

第一届全国全民健身大赛（华东区浙江省）健身瑜伽比赛暨浙江省健身瑜伽邀请赛在浙江省绍兴市柯桥区钱清街道举办

2024年8月16至18日，第一届全国全民健身大赛（华东区浙江省）健身瑜伽比赛暨浙江省健身瑜伽邀请赛在浙江省绍兴市柯桥区钱清街道举行，以华东地区各省、市高等院校为主的共计23支队伍近千人参加。8月17日晚上，千人瑜伽大会同步上演，瑜伽达人共赴一场体育盛宴。

“瑜伽不是一两个小时或者一两天的练习，瑜伽是一年四季的生活方式。”浙江省丽水市代表队教练员吴惠兰介绍，瑜伽不仅能燃脂塑形、矫正体态，还能提升气质，这次丽水市代表队参赛人数共计20余人。

山东省代表队教练员李海霞说：“这次大会，男性比例已经上升到30%，可以发现越来越多的男性开始习练瑜伽。大部分男性接触瑜伽主要为了缓解工作压力。”本次山东省代表队参赛人数共计11人，其中一半是男性。山东省代表队在浙江省健身瑜伽邀请赛获得团体第一和女单第一的好成绩。队员沈文韬说：“习练瑜伽让我以更加积极的态度面向生活。瑜伽对我而言不是一项运动，而是一种生活方式。”

一个场地，席地而坐，将脊柱挺直，双手自然垂放，伴随着呼吸节奏变化姿势……这个曾经只在小众圈层流行的健身运动正逐渐走向大众。8月16日傍晚，40余位瑜伽爱好者亮相古纤道，演绎了一场精彩的“落日瑜伽秀”。浙江省绍兴市柯桥区教育体育局相关负责人介绍，三天时间三场活动，体育赛事进景区、进街区、进商圈，与体育夜市交相辉映，打造了一幅“体育+文化+旅游+消费”的动人场景，也让更多人了解了这项运动。

据了解，相较于十几年前，在绍兴市柯桥区，瑜伽馆数量、课程设置、师资配备、民众接受程度等方面都有了很大的变化。近年来，本次大会举办地钱清街道，以“体育+产业”融合发展为抓手，扎实推动群众体育普及普惠，积极承办“篮球村BA”等各类赛事，在体育领域推进全民健身示范先行。

（资料来源：浙江省体育局，有删减）

下篇

瑜伽实践

第五讲 瑜伽的体式

学习目标

任务	知识点	细则
习练并掌握瑜伽的体式	预备体式	山式坐姿
		山式站姿
		仰卧式
		婴儿式
	常用坐姿	简易坐
		半莲花坐
		金刚坐
	前屈类体式	单腿背部伸展式
		双腿背部伸展式
		站立前屈伸展式
		双角式
	后展类体式	眼镜蛇式
		蝗虫式
		弓式
		鱼式
		桥式
		新月式
		骆驼式
	扭转类体式	坐姿扭转式
		站立扭转式
		仰卧扭脊式

续表

任务	知识点	细则
习练并掌握瑜伽的体式	平衡类体式	摩天式
		树式
		金鸡独立式
		战士三式
		半舰式
		侧板式
	倒置类体式	下犬式
		单腿下犬式
		肩倒立式
	侧弯类体式	单臂风吹树式
		双臂风吹树式
		简易门闩式
		三角伸展式
	其他类体式	蝴蝶式
		猫伸展式
		斜板式
		虎式平衡
		战士一式
		战士二式
		幻椅式
	瑜伽经典拜日式	拜日式的概念
		拜日式体式套路

导读

瑜伽的体式的原意就是“姿势”。数千年来，瑜伽修行者创立的体式包含伸、拉、扭、屈、压、提等各种动作。其中，有按动植物名字命名的体式，如猫式、虎式、树式等；有按身体姿势命名的体式，如幻椅式等；也有依照身体动作分类的，如前屈类体式、后展类体式、扭转类体式、平衡类体式等。本讲依照瑜伽体式的身体动作将其分为预备体式、常用坐姿、前屈类体式、后展类体式、扭转类体式、平衡类体式、倒置类体式、侧弯类体式，以及其他类体式，并依次对其中的体式动作进行讲解。本讲最后还对由多个瑜伽单个体式串联而成的瑜伽经典拜日式套路进行了简要介绍。

第一节 预备体式

一、山式坐姿

动作要领：坐于垫上，腰背伸直，双腿并拢，勾脚尖；双臂放于身体两侧，掌心朝下；目视前方。（图5–1）

呼吸节奏：保持自然呼吸。

要点：保持脊柱中正延展，坐骨两侧均匀着地。

动作功效：可以促进脊柱与骨盆正位，是坐姿体式常见的起始姿势。

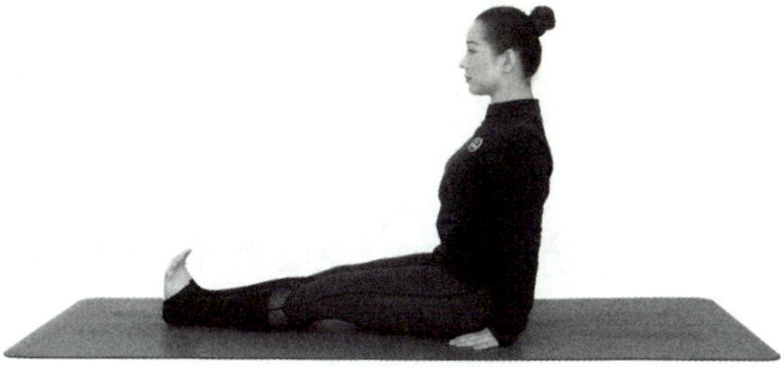

图5–1 山式坐姿

二、山式站姿

动作要领：双脚并拢站立，大脚趾相触；身体重心均匀分布在双脚上，脊柱向上延展，膝关节朝前；下颌微收，目视前方。（图5–2、图5–3）

呼吸节奏：保持自然呼吸。

要点：脊柱保持正常生理曲度，骨盆中正，膝关节不可超伸。

动作功效：可以促进脊柱与骨盆正位，是站姿体式常见的起始姿势。

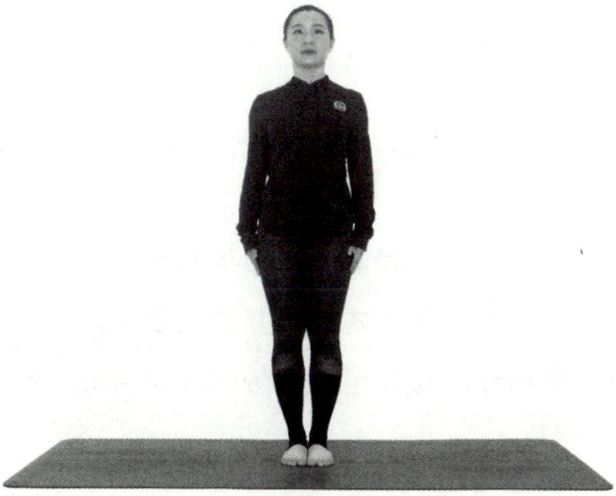

图5–2 山式站姿（正面）

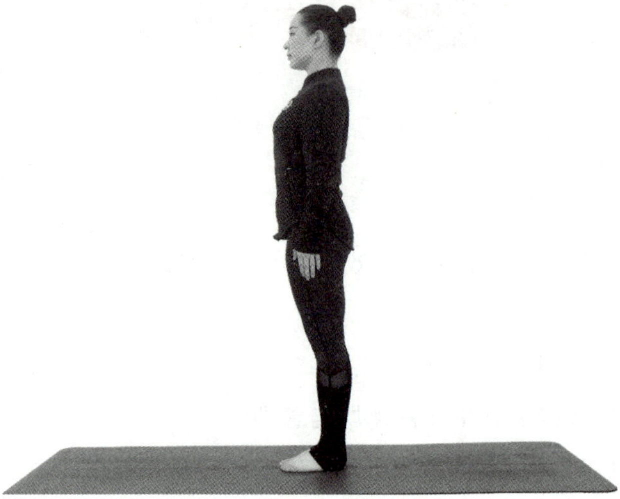

图5-3　山式站姿（侧面）

三、仰卧式

动作要领：仰卧，双腿分开，约与肩同宽，脚尖朝外；双臂放于身体两侧，掌心向上，自然打开；将注意力分散到身体的各个部分，双眼微闭，全身放松。（图5-4）

呼吸节奏：自然、缓慢地呼吸。

要点：腰背尽量沉向地面，下颌微收。

动作功效：放松身心，培养自我觉知能力，缓解失眠。

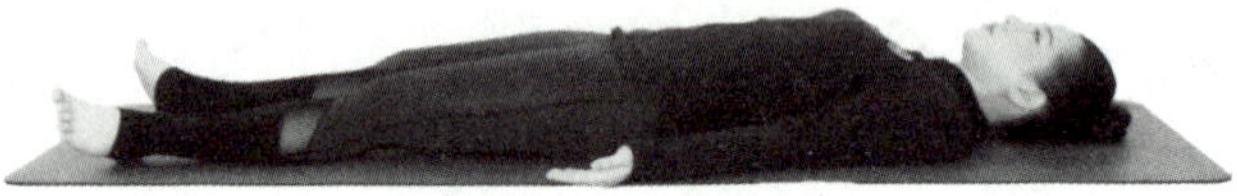

图5-4　仰卧式

四、婴儿式

动作要领：金刚坐姿准备。髋屈曲，腹部贴于大腿，额头触地，双手放于双脚两侧，掌心向上，双眼微闭。（图5-5）

呼吸节奏：吸气时脊柱延展，呼气时前屈至额头触地。

要点：臀部贴近足跟，可作为后展体式的恢复放松姿势。

动作功效：促进内脏血液循环，拉伸足背韧带，放松身心，舒缓腰背。

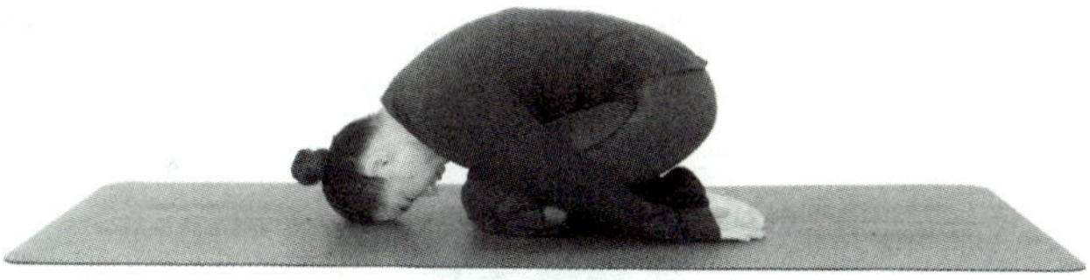

图5-5 婴儿式

第二节 常用坐姿

一、简易坐

动作要领：山式坐姿准备。双腿收回交叉，双脚分别置于大腿或膝关节下，双手呈智慧手印落于膝上，脊柱向上延展，目视正前方。（图5-6）

呼吸节奏：保持自然呼吸。

要点：髋外展，脊柱中正，双肩后展下沉。

动作功效：有利于膝关节、踝关节等关节的健康，增强髋、膝、踝的灵活性。

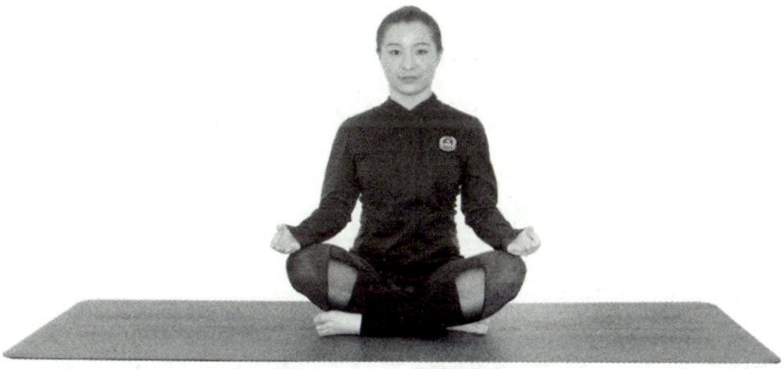

图5-6 简易坐

二、半莲花坐

动作要领：山式坐姿准备。屈左膝，足跟抵近会阴；屈右膝，右脚背置于左大腿根部，双膝贴近垫面；脊柱向上延展，放松双肩和手臂，双手呈智慧手印落于膝上，目视正前方。（图5-7、图5-8）

呼吸节奏：保持自然呼吸。

要点：位于上面的足跟靠近对侧腹股沟，双膝贴近垫面，腰背自然挺直。

动作功效：促进骨盆区域的血液循环，提高下肢关节的灵活性，有助于安定情绪。

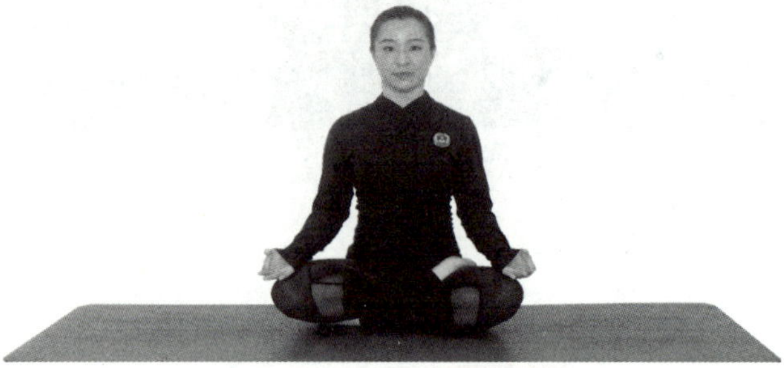

图5-7　半莲花坐（正面）

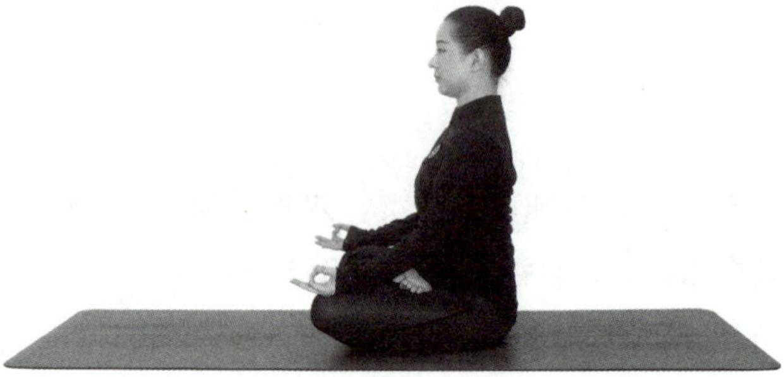

图5-8　半莲花坐（侧面）

三、金刚坐

动作要领：跪立，双膝并拢，双脚大脚趾并拢，足跟分开，臀部坐于两足跟之上；腰背挺直，脊柱向上延展；双肩自然下沉，双手置于大腿前侧，目视正前方。（图5-9、图5-10）

呼吸节奏：保持自然呼吸。

要点：臀部位于双脚之间，腰背自然挺直。

动作功效：美化腿部线条，提高下肢关节的灵活性，促进骨盆区域的血液循环，促进消化，有助于安定情绪。

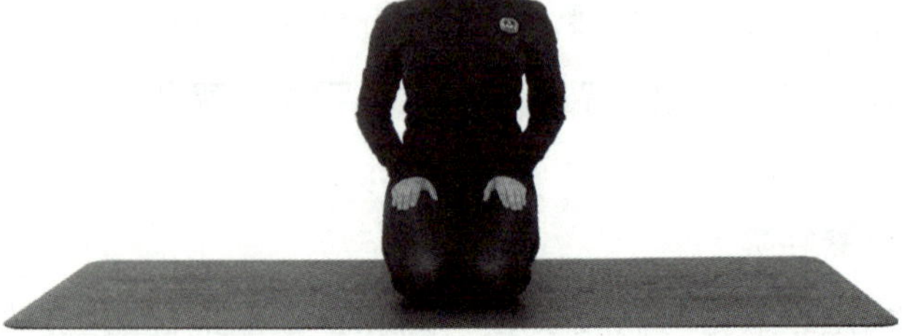

图5-9　金刚坐（正面）

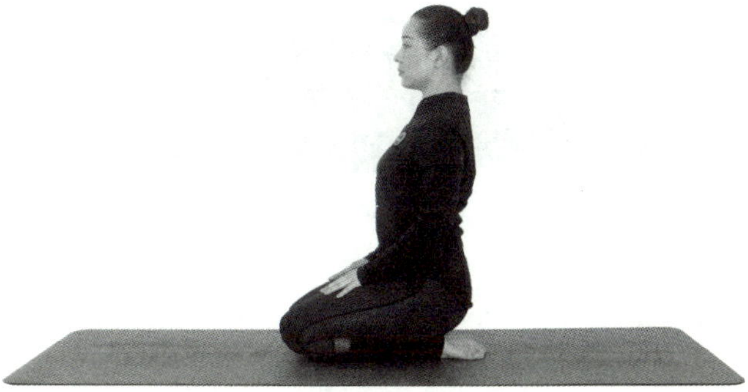

图5-10 金刚坐（侧面）

第三节 前屈类体式

一、单腿背部伸展式

动作要领：山式坐姿准备。屈左膝，左髋外展，左脚掌抵在右大腿内侧，足跟抵近会阴，右腿向前延伸，脚尖向上；骨盆中正，双手从两侧向上高举过头顶，屈髋，上体自然向前伸展，腹部、胸部、额头依次贴近右腿，双手抓右脚掌或一侧手抓另一侧手腕。（图5–11、图5–12）

呼吸节奏：吸气时上体伸展，呼气时上体前屈。

要点：骨盆中正，体会背部、腿后侧的伸展。患腰椎间盘突出症、坐骨神经痛与疝气者须谨慎练习。

动作功效：改善消化功能，拉伸股后和背部肌群，提高髋关节灵活性，促进脊柱的血液循环。

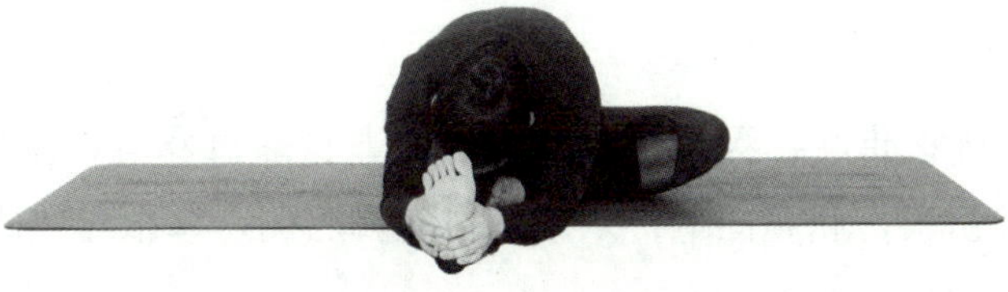

图5-11 单腿背部伸展式（正面）

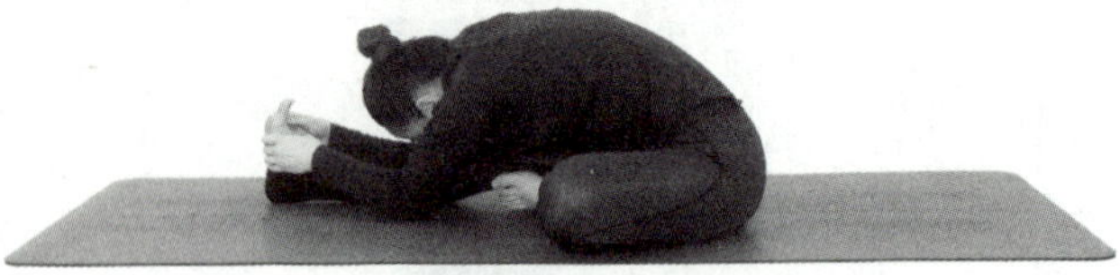

图5-12　单腿背部伸展式（侧面）

二、双腿背部伸展式

动作要领：山式坐姿准备。双臂从体侧举过头顶，屈髋，上体自然向前伸展，腹部、胸部、额头依次贴近双腿前侧，双手抓双脚脚掌或一侧手抓另一侧手腕。（图5-13、图5-14）

呼吸节奏：吸气时上体伸展，呼气时上体前屈。

要点：腹部、胸部、额头贴腿，背部充分伸展，双腿伸直，脚尖向上。患腰椎间盘突出症、坐骨神经痛与疝气者须谨慎练习，腰部有伤痛者应在舒适范围内进行练习。

动作功效：滋养脊柱，促进消化，促进下半身的血液循环，滋养生殖系统，拉伸股后和背部肌群，提高髋关节灵活性。

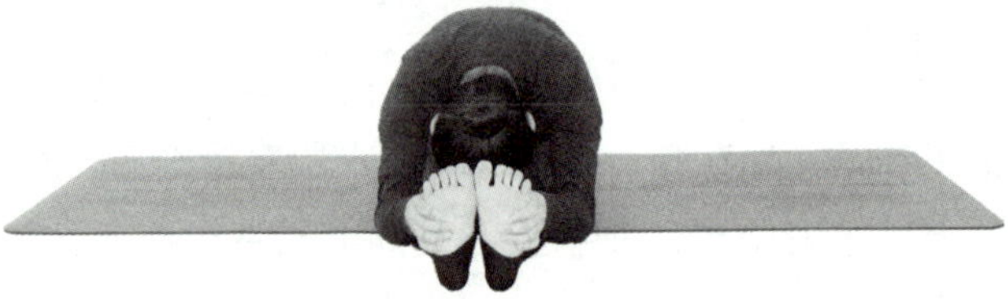

图5-13　双腿背部伸展式（正面）

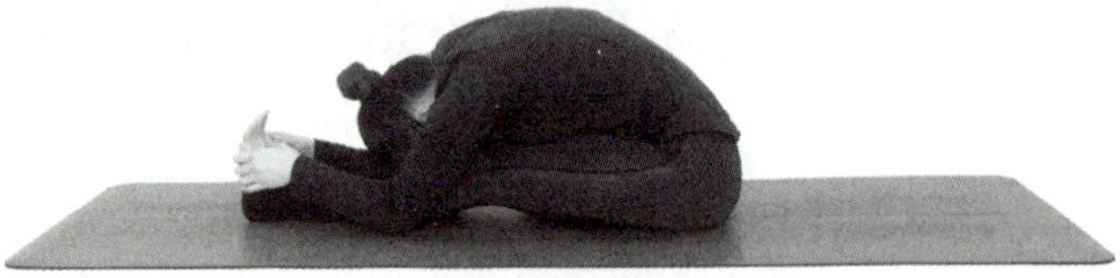

图5-14　双腿背部伸展式（侧面）

三、站立前屈伸展式

动作要领：山式站姿准备。双臂从两侧上举，上臂靠近双耳，掌心相对，脊柱向上延展（不要耸肩）；胸腔引领，屈髋向下，双手放在双脚后侧，掌根与足跟对齐，屈肘，腹部、胸部、额头依次贴近双腿。（图5-15）

呼吸节奏：吸气时脊柱伸展，呼气时上体前屈。

要点：双手放在双脚后侧，肘部朝向后方，背部充分伸展，下肢垂直于地面，膝关节不可超伸。

动作功效：增强腹部器官的功能，促进消化，拉伸背部及腿部后侧肌群。

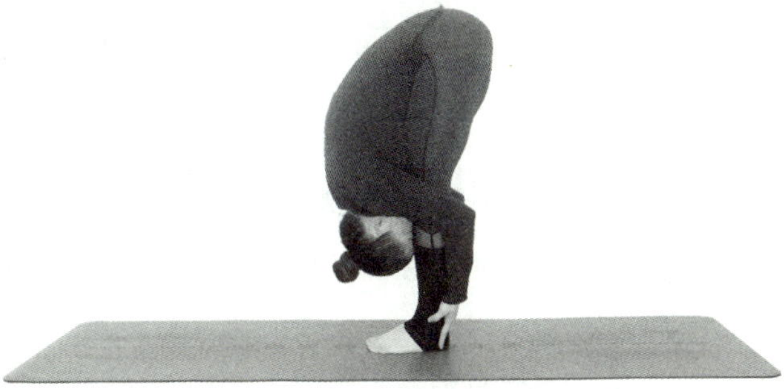

图5-15　站立前屈伸展式

四、双角式

动作要领：山式站姿准备。双脚分开，约两肩半宽；双臂上举过头顶，肩膀下沉，掌心相对；屈髋，上体前倾至头部置于双腿之间，双手落地，前臂垂直于地面。（图5-16、图5-17）

呼吸节奏：吸气时脊柱延展，呼气时屈髋。

要点：背部充分伸展，上体贴向下肢，膝关节不可超伸。

动作功效：增强腹部器官的功能，促进消化，舒展背部，拉伸腿部后侧肌群。

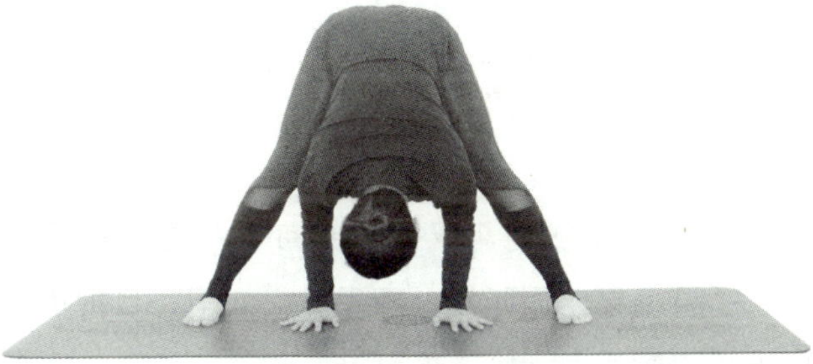

图5-16　双角式（正面）

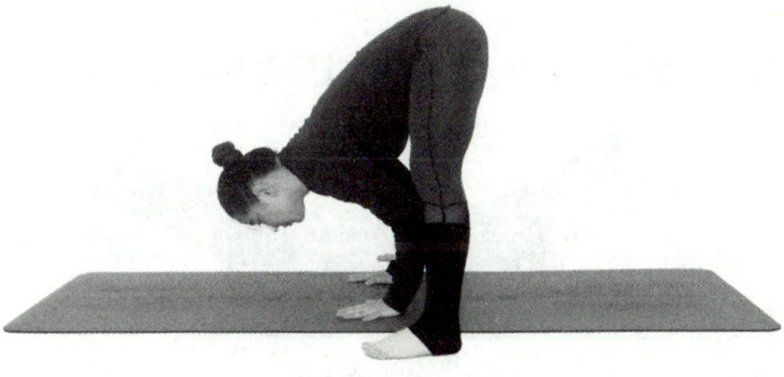

图5-17　双角式（侧面）

第四节 后展类体式

一、眼镜蛇式

动作要领：俯卧于垫面，双手放于胸部两侧，指尖与肩膀对齐；手肘内夹，胸部上提；手掌推地，胸腔引领身体向上，脊柱后展；肩膀下沉，下颌延伸，目视前上方。（图5–18）

呼吸节奏：吸气时胸部上提，呼气时脊柱后展。

要点：推起前，指尖与肩平齐在一条线上；推起后，胸腔打开，胸部充分上提，脊柱后展，腰部后侧无挤压。耻骨贴地，头不可过度后仰。

动作功效：拉伸腹部，强化上肢及背部肌群，缓解腰部不适，按摩腹部，促进消化，灵活脊柱。

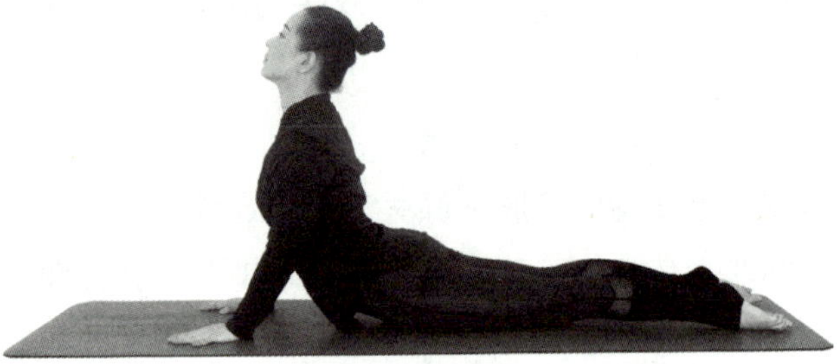

图5–18　眼镜蛇式

二、蝗虫式

动作要领：俯卧于垫面，下颌触地，双手掌心向下，置于大腿两侧；头、胸、腿和手臂同时上抬，双腿伸直，手臂尽量向后延展，双手掌心向下，目视前下方。（图5–19）

呼吸节奏：吸气时准备，呼气时上抬。

要点：双手掌心向下，手臂与肩同宽，除下腹部和髋部以外的身体均抬离垫面，头部不要过分后仰。

动作功效：强化背部肌群，缓解腰部不适，按摩腹部，促进消化。

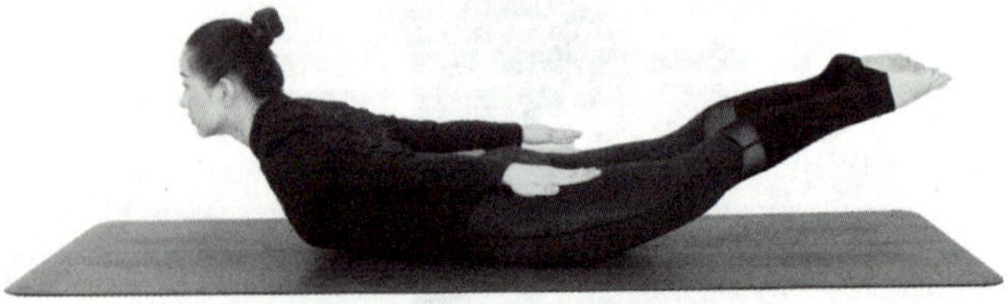

图5–19　蝗虫式

三、弓式

动作要领：俯卧于垫面，双腿分开，与髋同宽，屈双膝；头、胸、双腿同时上提，手抓脚背；充分延展脊柱，保持身体前侧、后侧的延展；目视前方。（图5–20）

呼吸节奏：吸气时上提，呼气时脊柱后展。

要点：双腿与髋同宽，胸腔充分打开，头部不可过度后仰。

动作功效：伸展和强化脊柱，矫正驼背，按摩腹部。

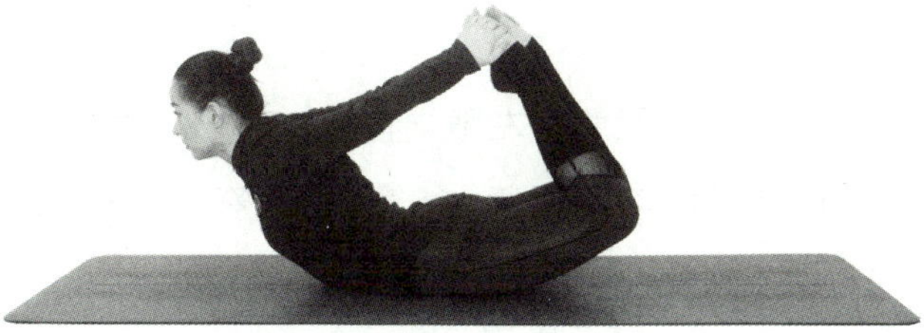

图5–20　弓式

四、鱼式

动作要领：仰卧于垫面，肘内收，下压支撑垫面，胸腔上提，颈部后仰，头部后侧触地；双腿伸直，脚面绷直，整个背部呈弓形。（图5–21）

呼吸节奏：吸气时胸腔上提，呼气时还原。

要点：胸腔充分上提、展开，头部后侧触地。患严重颈部疾病者慎重练习。

动作功效：舒展胸部和颈部，强化肩部、背部肌群，缓解压力。

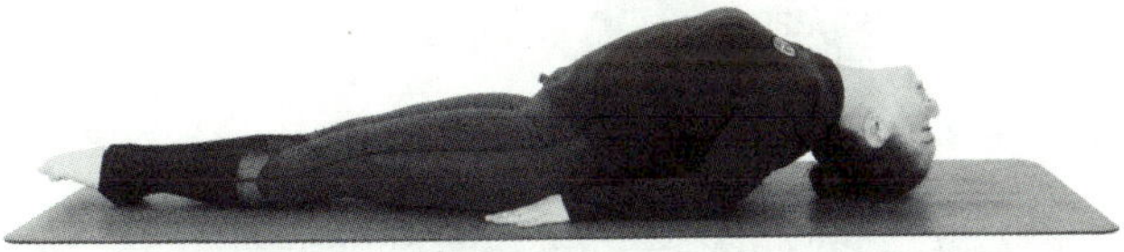

图5–21　鱼式

五、桥式

动作要领：仰卧于垫面，屈双膝，双腿分开与髋同宽，足跟抵住臀部；手臂伸直放于身体两侧压实垫面，依次抬起臀部、背部，胸腔上提，下颌微收。（图5–22）

呼吸节奏：吸气时准备，呼气时抬起。

要点：双腿与髋同宽，膝关节、脚尖朝向正前方，小腿垂直于地面。

动作功效：打开胸腔，缓解背部不适，伸展腹部，锻炼臀部肌肉。

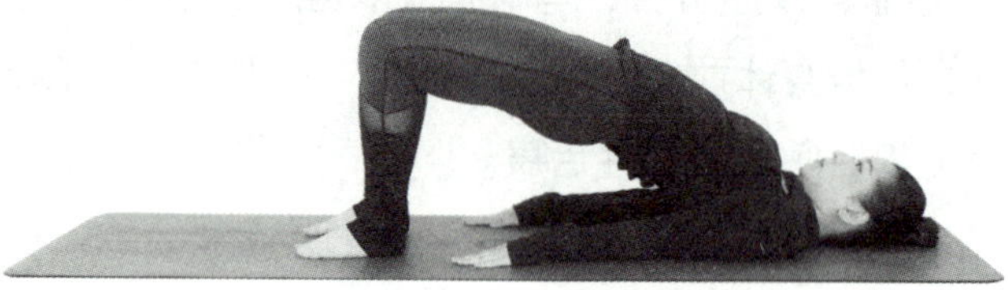

图5-22　桥式

六、新月式

动作要领（以左腿在前为例）：跪立，左腿向前迈一大步，左腿屈膝且不要超过左脚尖，双手置于左脚两侧，右腿膝关节和右脚背着地，髋部前移下沉；双臂经身体两侧向上举至头顶合掌，双臂带动脊柱充分后展；目视前上方。（图5-23）

呼吸节奏：吸气时脊柱延展，呼气时脊柱后展。

要点：骨盆中正下沉，胸腔上提，脊柱后展，左腿膝关节与右脚尖指向正前方。

动作功效：拉伸大腿前侧、后侧肌肉，促进骨盆区域的血液循环，拉伸躯干前侧，伸展肩部、背部，提高对身体平衡的控制能力。

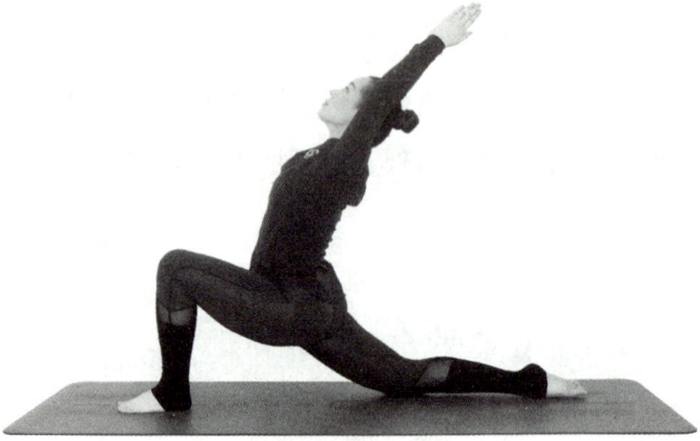

图5-23　新月式

七、骆驼式

动作要领：跪立，双膝分开与髋同宽，脚背贴地；双手扶腰，肘内收，胸部上提，双臂依次经体前向上、向后伸展，然后双手落于双脚脚掌处，大腿、手臂垂直于地面；目视上方。（图5-24）

呼吸节奏：吸气时手臂上提，呼气时脊柱后展。

要点：大腿及手臂垂直于地面，胸腔充分打开，脊柱后展，头部不可过度后仰。

动作功效：有助于矫正扣肩、驼背等不良体态，改善胸廓形态，增强腰部、背部肌肉力量。

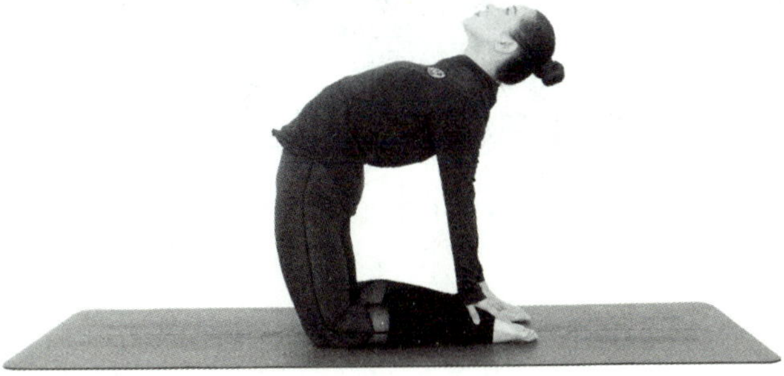

骆驼式

图5-24　骆驼式

第五节　扭转类体式

一、坐姿扭转式

动作要领（以身体向左扭转为例）：山式坐姿准备。屈左膝，左脚放于右膝外侧，脚尖向前，左脚掌压实垫面；右腿伸直，右脚尖向上；右臂经体侧上举，身体顺势向左扭转；右侧手肘抵住左膝外侧，右侧前臂和手指向上；左手放于臀部后侧，指尖向后点地；保持脊柱直立且垂直于地面；保持背部伸展；转头，目视左肩延伸方向。（图5–25、图5–26）

呼吸节奏：吸气时伸展，呼气时扭转。

要点：脊柱充分伸展，双肩在同一平面，扭转时应保持骨盆稳定，两侧臀部压实垫面。

动作功效：提高脊柱的灵活性，促进血液循环，按摩腹部。

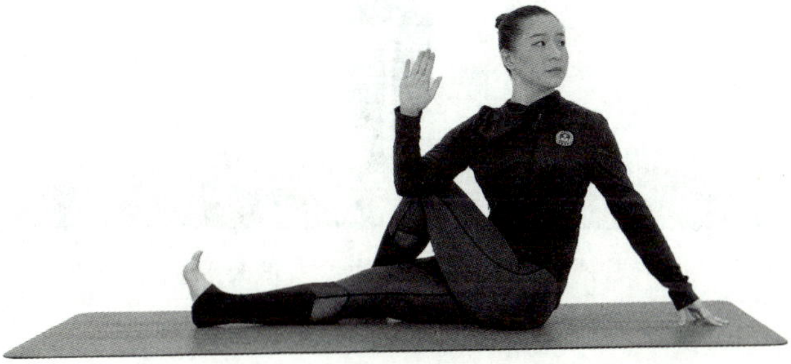

图5-25　坐姿扭转式（正面）

坐姿扭转式

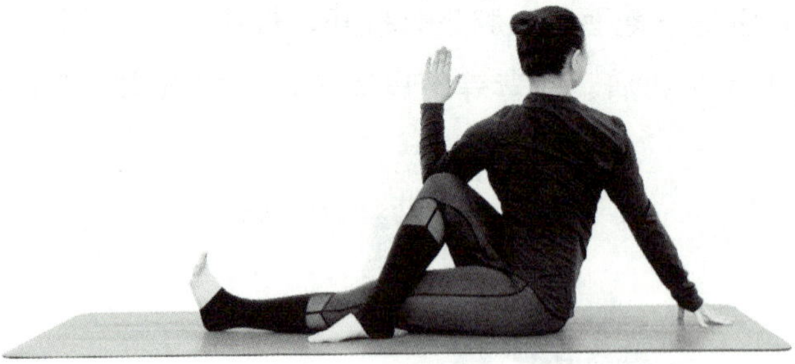

图5-26　坐姿扭转式（背面）

二、站立扭转式

动作要领（以身体向左后方扭转为例）：山式站姿准备。双臂侧平举；将右手置于左肩上，左臂背于腰后，身体向左后方扭转，扭转应从腰椎开始，避免仅用肩部力量扭转。（图5-27、图5-28）

呼吸节奏：吸气时脊柱延展，呼气时上半身扭转。

要点：骨盆中正，双肩在同一平面，双膝与脚尖指向正前方，自腰椎以上扭转，扭转时头部跟随身体向后转动，视线尽可能偏后。患腰椎间盘突出症及脊柱严重侧弯者谨慎练习。

动作功效：扭转动作可以按摩腹部，促进消化；扭转脊柱可以帮助习练者释放背部肌肉的紧张，缓解肌肉的僵硬，提高肩部、腰部、背部肌肉的灵活性。

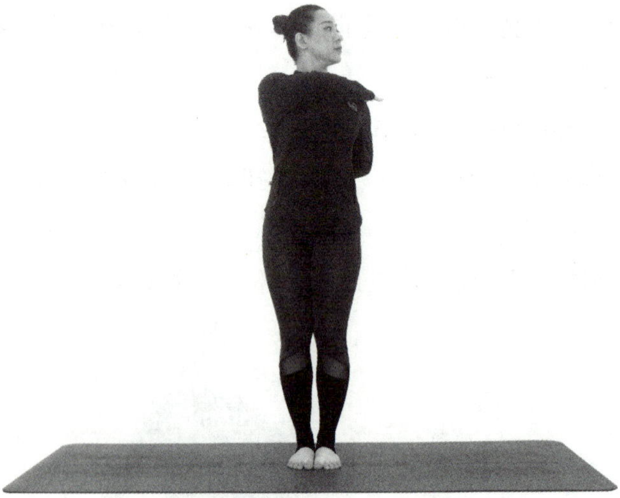

图5-27　站姿扭转式（正面）

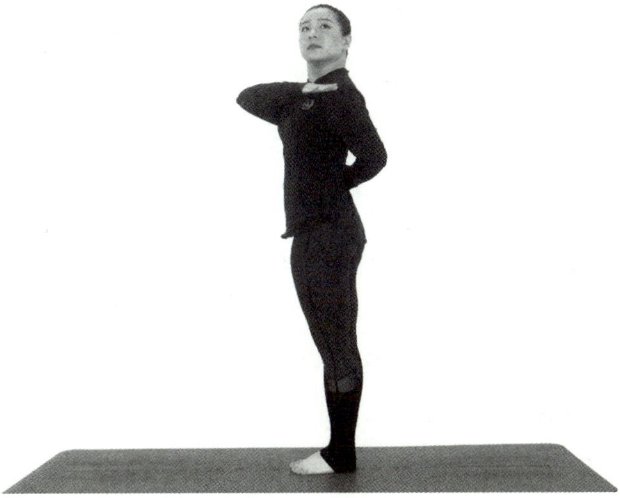

图5-28　站姿扭转式（侧面）

三、仰卧扭脊式

动作要领（以身体转向左侧为例）：仰卧于垫面，双臂侧平展，掌心向下置于垫面；屈右膝，右脚置于左大腿上，右脚尖与左膝对齐，左脚尖回勾，左手置于右膝上；右膝带动脊柱转向左侧贴地，头部转向右侧，双肩尽量下沉；目视右手中指方向。（图5–29）

呼吸节奏：吸气时屈膝，呼气时扭转。

要点：双肩不离开垫面，屈膝腿内侧贴地，头转向相反方向。

动作功效：提高脊柱的灵活性，按摩腹部，促进血液循环，放松背部肌肉。

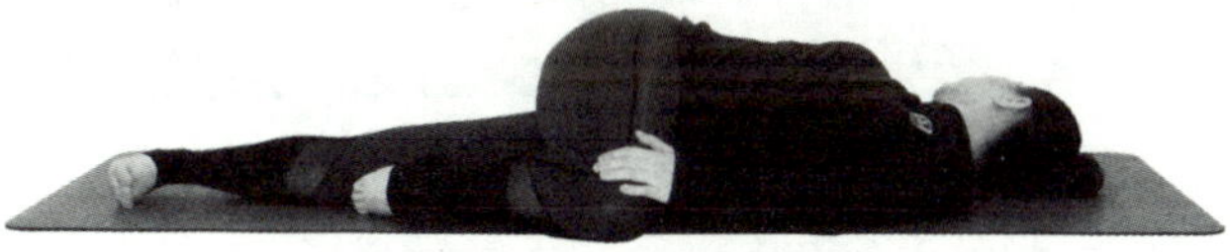

图5-29　仰卧扭脊式

第六节　平衡类体式

一、摩天式

动作要领：山式站姿准备。双脚分开，约与髋同宽；双臂从体侧上举过头顶，十指交叉并翻掌向上；双臂伸直，同时提踵；目视前方。（图5–30、图5–31）

呼吸节奏：吸气时提踵，呼气时还原。

要点：骨盆中正，充分伸展腰背，双肩下沉。

动作功效：延展脊柱，促进肩部、背部的血液循环，有助于缓解疲劳，增强下肢力量。

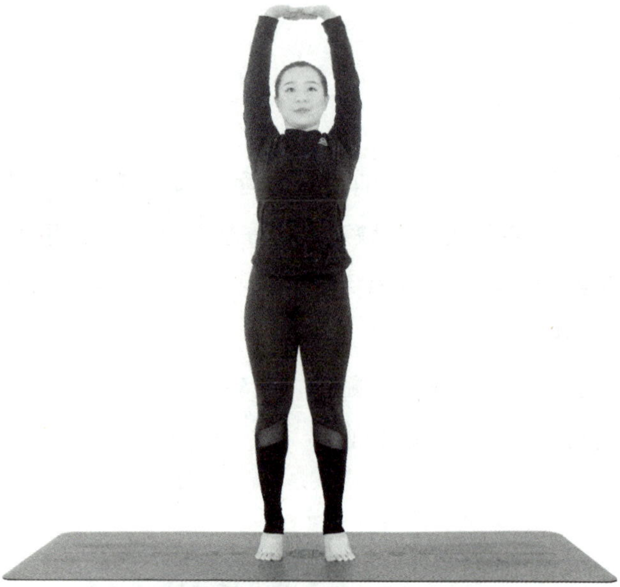

图5–30　摩天式（正面）

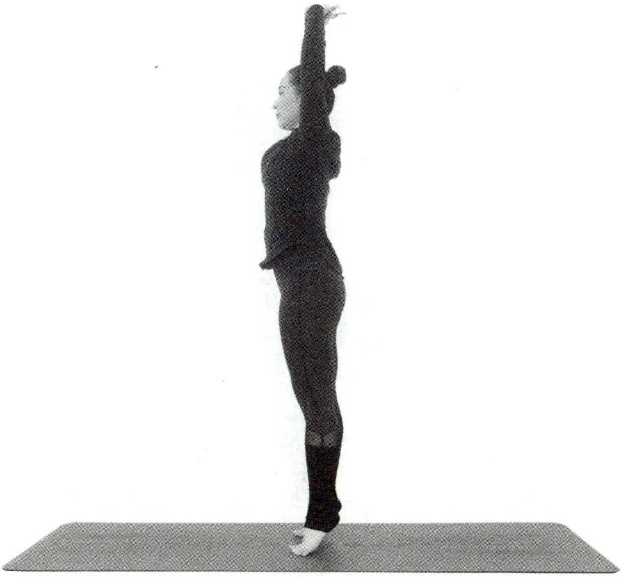

图5-31 摩天式（侧面）

二、树式

动作要领（以右腿为例）：山式站姿准备。屈右膝，将右脚掌置于左大腿内侧，足跟抵近会阴，髋外展；双手合掌于胸前，然后伸展至头顶上方；目视前方。（图5-32、图5-33）

呼吸节奏：吸气时伸展，呼气时还原。

要点：脚掌置于对侧大腿根部，骨盆中正，身体在同一平面，脊柱充分向上伸展。

动作功效：缓解肩部不适，增强脚踝与腿部肌肉的力量，提高身体平衡能力和自身专注力。

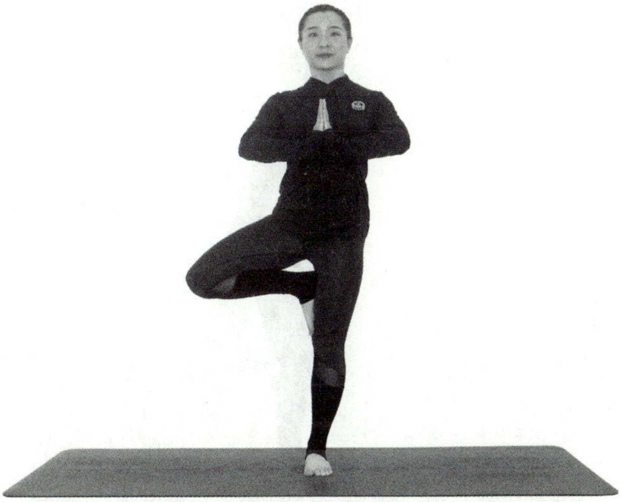

图5-32 树式

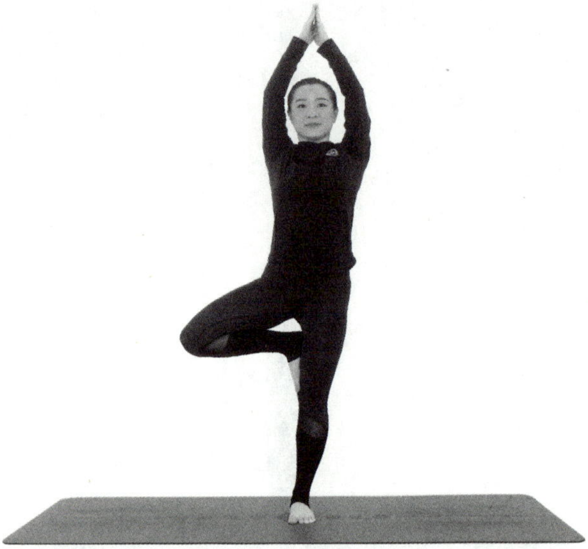

图5-33 树式（伸展）

三、金鸡独立式

动作要领（以左腿为例）：山式站姿准备。屈左膝向后，左手抓握左脚尖，保持平衡；右臂从体侧上举贴于右耳侧，双肩下沉；胸腔上提，脊柱向上延展；目视前方。（图5-34）

呼吸节奏：保持自然呼吸。

要点：大腿并拢，弯曲的膝关节指向地面，脊柱延展，腹部和肋骨不要向前推。

动作功效：提高身体平衡能力与自身专注力，强化手臂、肩部、背部与腿部的肌肉力量，拉伸大腿前侧肌肉，提高自身气质。

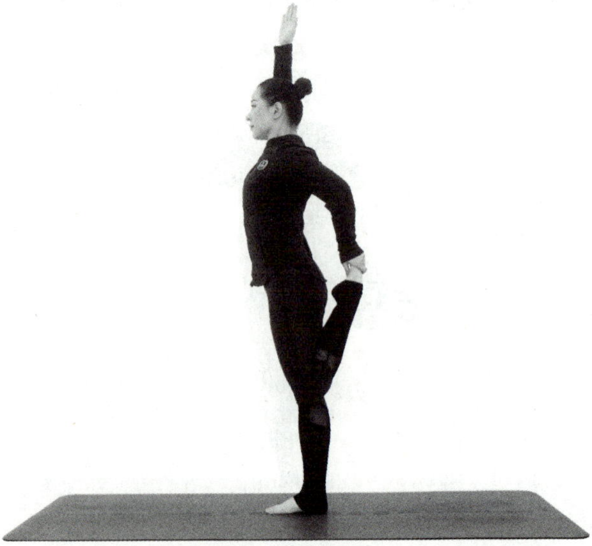

图5-34 金鸡独立式

四、战士三式

动作要领（以右腿向后伸展为例）：山式站姿准备。双手经体侧向上举，至头顶上方双手合掌；髋屈曲，同时右腿向后伸展，与躯干、手臂保持在同一条直线上，且平行于地面，右脚尖指向后方；目视前下方。（图5–35）

呼吸节奏：吸气时伸展，呼气时屈髋。

要点：膝关节不可超伸，手臂、躯干与后展腿呈一条直线，且平行于地面，髋部不可外翻。

动作功效：增强腿部、臀部、背部、肩部的肌肉力量，提高身体平衡能力，培养专注力和意志力。

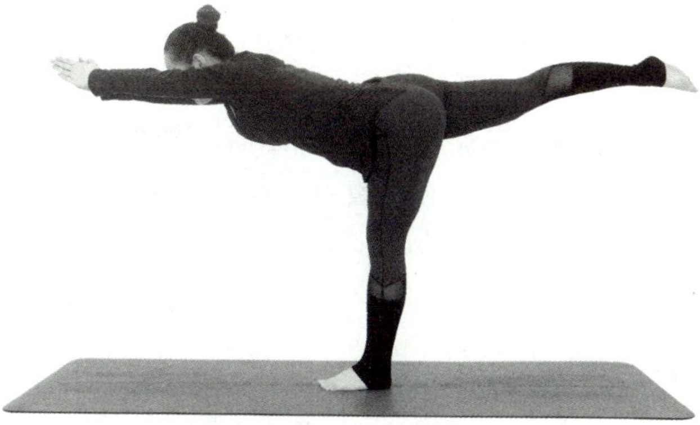

图5–35 战士三式

五、半舰式

动作要领：山式坐姿准备。屈双膝，大腿贴近腹部，以坐骨（髋骨的后下部）为支撑点，收腹、抬起双腿，至小腿平行于地面；双臂向前伸直，掌心相对，且与小腿齐平，挺直腰背；目视前方。（图5–36）

呼吸节奏：吸气时准备，呼气时双腿抬起。

要点：脚尖向前与双肩、双臂在同一平面，头部和脊柱保持一条直线。

动作功效：增强腹部肌肉的力量，紧实腹部；增强腿部肌肉的力量；有助于提高平衡能力。

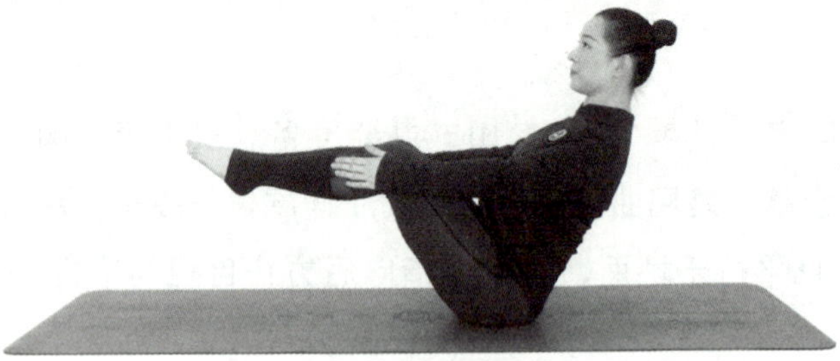

图5-36　半舰式

六、侧板式

侧板式

动作要领（以左臂支撑为例）：金刚坐姿准备。身体前倾，双手置于肩部下方，双臂、大腿垂直于地面，然后双腿依次向后伸直，脚尖点地，身体呈一条直线，呈斜板式；左臂支撑，身体向右转至身体右侧在左侧上方，双脚并拢，左脚外侧支撑于垫面，同时向上抬起右臂，感受侧腰被唤醒，再次向上延展，使右臂与左臂呈一条直线并垂直于地面；头部、颈部、脊柱、双腿保持在一条直线上，并与髋在同一平面内；目视前方，下颌微收。（图5-37）

呼吸节奏：保持自然呼吸。

要点：身体在同一平面，双臂呈一条直线垂直于地面，脊柱中正，双脚上下重叠。

动作功效：强化手臂、双肩、背部与腿部肌肉的力量，提高身体平衡能力与协调性。

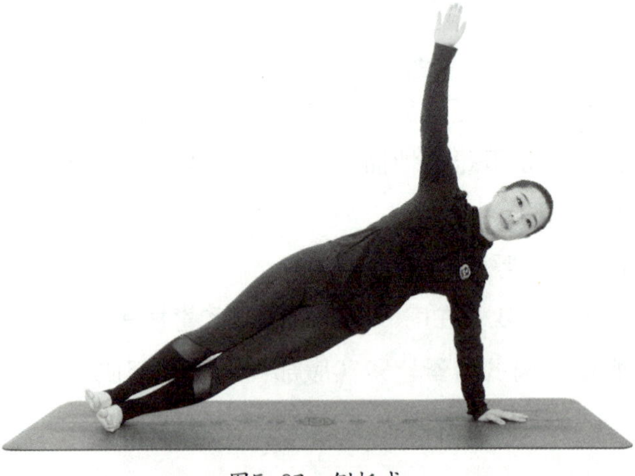

图5-37　侧板式

第七节 倒置类体式

一、下犬式

动作要领：金刚坐姿准备。身体前倾，双手置于肩部下方，双臂、大腿垂直地面，双脚分开约与髋同宽；脚尖回勾落地，伸直双膝，臀部上提，足跟下压。（图5–38）

呼吸节奏：吸气时臀部上提，呼气时足跟下压。

要点：双脚分开约与髋同宽，足跟压地，双臂、头部、颈部、背部呈一条直线。患有高血压或血糖偏低者谨慎练习。

动作功效：改善头部血液循环，缓解疲劳；拉伸背部和腿部后侧肌群，增强手臂的力量。

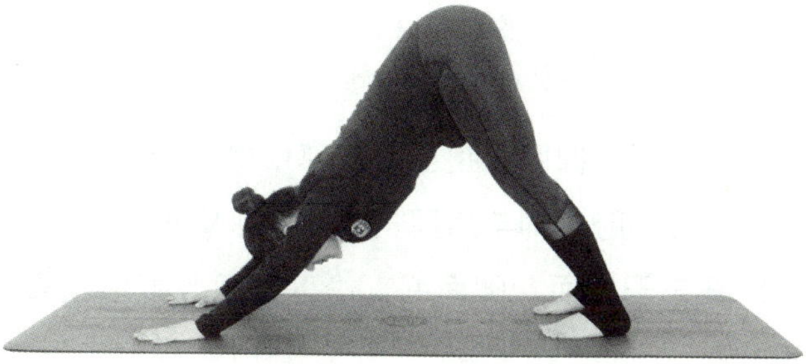

图5–38 下犬式

二、单腿下犬式

动作要领（以右腿抬起为例）：金刚坐姿准备。身体前倾，双手置于肩部下方，双臂、大腿垂直于地面，双脚分开约与髋同宽，脚尖回勾落地；伸直双膝，臀部上提，足跟下压，延展背部，使双臂与背部位于同一平面，头在双臂之间；右腿伸直并向上抬起，直至与背部在同一平面，右脚背平展。（图5–39）

呼吸节奏：吸气时向上抬腿，呼气时还原成下犬式。

要点：双肩不可过度下压，髋部中正，手臂、背部、上抬腿呈一条直线。患有高血压或血糖偏低者谨慎练习。

动作功效：伸展腰部、背部，激活背部肌肉，改善头部血液循环，改善肩胛区域僵硬的状况；增强手臂力量；强化核心，加强对身体的控制能力和身体稳定性；激活臀部肌群的力量。

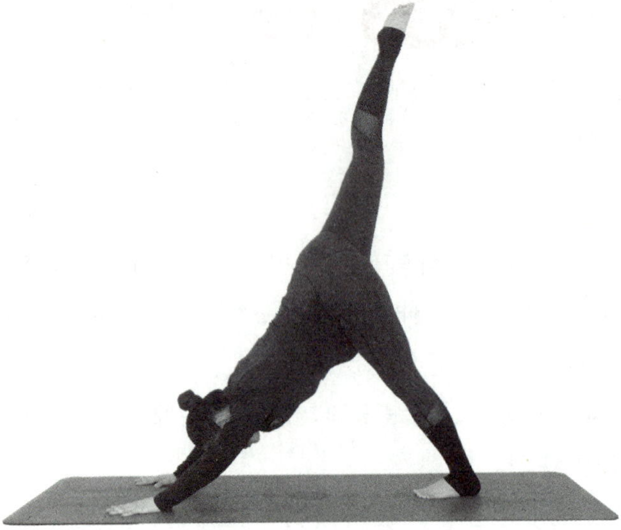

图5-39　单腿下犬式

三、肩倒立式

肩倒立式

动作要领：仰卧于垫面。腹部用力，抬起双腿，臀部、背部依次抬离垫面；同时屈肘，约与肩同宽，双手手掌推送腰背部，使躯干、双腿呈一条直线垂直于地面，脚面绷直；下颌微收抵住锁骨；目视脚尖方向。（图5-40）

呼吸节奏：吸气时准备，呼气时双腿抬起。

要点：背部展平与双腿呈一条直线垂直于地面，双肘内收支撑地面，约与肩同宽。患颈椎病、腰椎间盘突出症和高血压者谨慎练习。

动作功效：增强颈部、肩部的力量，强健腹肌，改善血液循环。

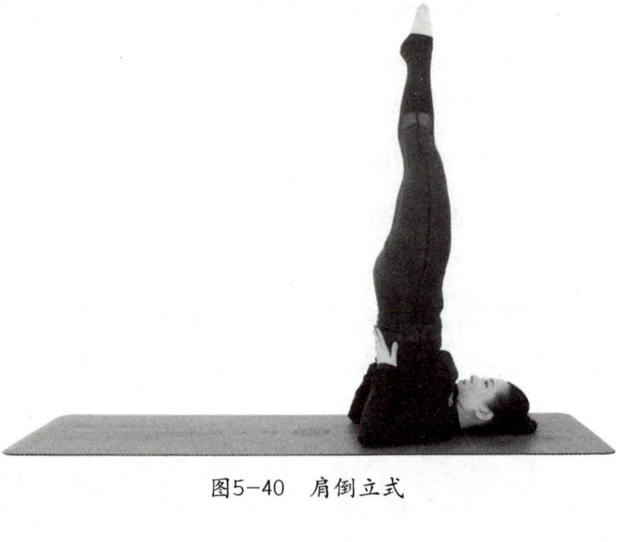

图5-40　肩倒立式

第八节 侧弯类体式

一、单臂风吹树式

动作要领（以向右侧弯为例）：山式站姿准备。左臂上举，掌心向内，双肩放松；身体带动手臂向右侧弯，转头，目视左臂。（图5–41）

呼吸节奏：吸气时手臂上举，呼气时身体侧弯。

要点：骨盆中正，保持身体在同一平面。

动作功效：提高脊柱的灵活性，消除侧腰多余的脂肪，缓解肩部、背部不适。

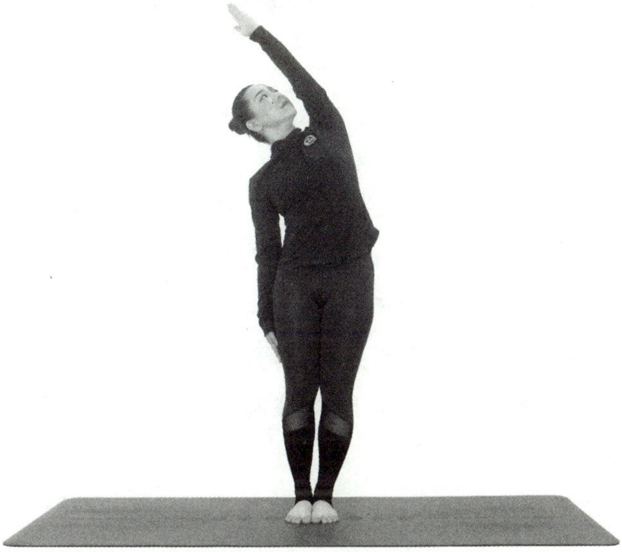

图5–41 单臂风吹树式

二、双臂风吹树式

动作要领（以向右侧弯为例）：山式站姿准备。臀部、腹部收紧，挺直腰背；双手从体侧上举至头顶合掌，头部保持中正；身体向右侧弯，眼睛绕过左臂前侧，望向天空固定点。（图5–42）

呼吸节奏：吸气时手臂上举，呼气时身体侧弯。

要点：髋部中正，保持身体在同一平面。

动作功效：均衡伸展躯干两侧，缓解肩部、背部不适。

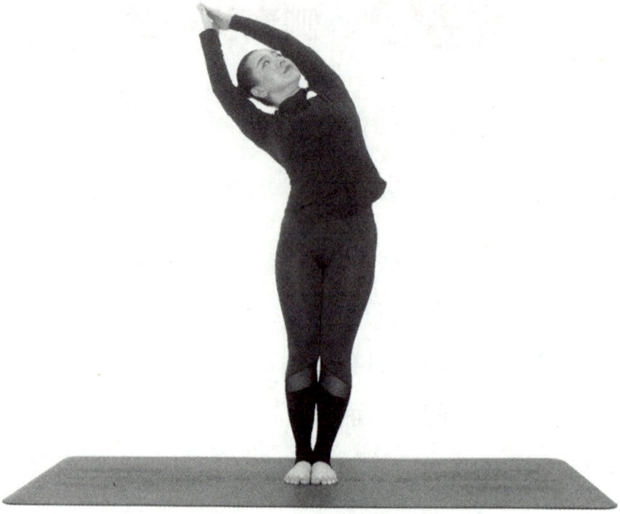

图5-42　双臂风吹树式

三、简易门闩式

动作要领（以向左侧弯为例）：金刚坐姿准备。跪立，将左腿向左侧打开，左脚尖指向左侧，足跟与右膝在同一直线上，右大腿垂直于地面；双臂侧平举，延展脊柱；身体向左侧弯，左手掌心向下放于左腿上，并向左脚延伸，右臂外旋上举贴耳，充分侧弯。（图5–43）

呼吸节奏：吸气时脊柱延展，呼气时身体侧弯。

要点：躯干与大腿在同一平面，屈膝支撑腿垂直于地面。膝关节患有疾病者谨慎练习。

动作功效：拉伸体侧、腿部肌肉，按摩腹部，缓解肩部、背部不适。

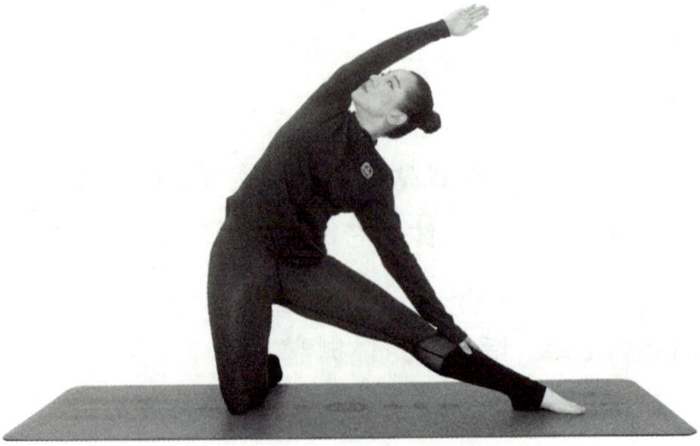

图5-43　简易门闩式

四、三角伸展式

三角伸展式

动作要领（以向左侧弯为例）：山式站姿准备。双脚分开，约两肩半宽，左脚向左转90°，右脚内扣15°～30°；双臂侧平举，掌心向下；身体向左侧弯，左手置于左脚踝或外侧垫面上，右臂上举，右手掌心向外双臂呈一条直线，延展躯干；目视右臂。（图5–44）

呼吸节奏：吸气时手臂抬起，呼气时身体侧弯。

要点：保持身体在同一平面，一脚足跟与另一脚足弓在一条直线上，双臂呈一条直线垂直于地面。

动作功效：增强膝关节、踝关节的稳定性，拉伸腿部内侧、后侧，侧腰及手臂肌群，提高身体灵活性，开胸舒背，缓解疼痛，改善不良体态。

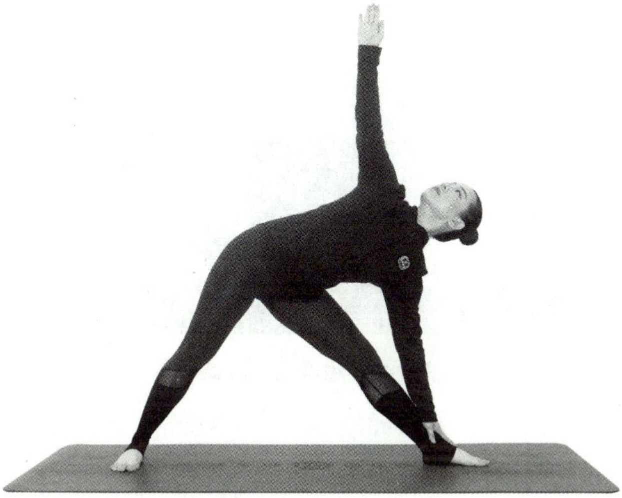

图5–44　三角伸展式

第九节　其他类体式

一、蝴蝶式

蝴蝶式

动作要领：山式坐姿准备。屈双膝，脚掌相合，足跟抵近会阴，双手分别抓握双脚脚背，躯干直立，双膝上提、下沉，反复练习；目视前方。（图5–45、图5–46）

呼吸节奏：保持自然呼吸。

要点：足跟抵近会阴，双膝下沉时贴地，躯干自然延展。

动作功效：促进骨盆和腹部区域的血液循环，提高髋关节灵活性，缓解坐骨神经痛。

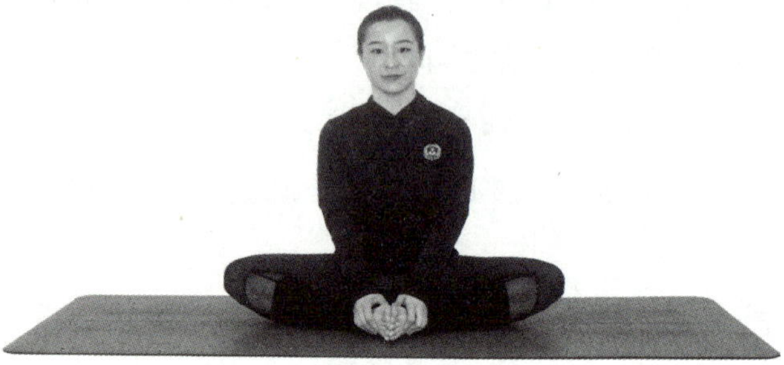

图5–45　蝴蝶式（双膝下沉）

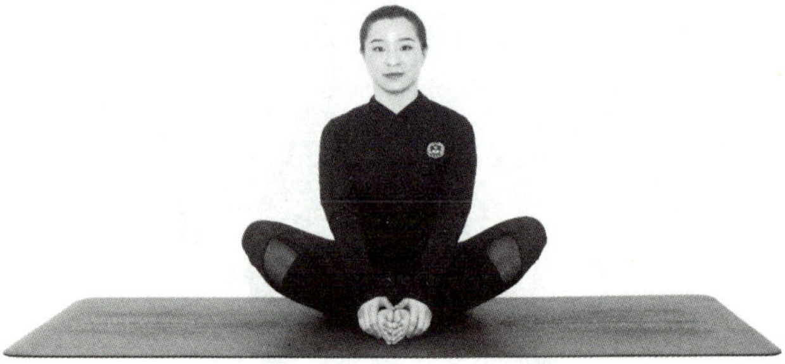

图5–46　蝴蝶式（抬腿）

二、猫伸展式

猫伸展式

动作要领：金刚坐姿准备。身体前倾，双手置于肩部下方，双膝分开约与髋同宽；脊柱逐节伸展，扩展胸腔，然后收腹、拱背，目视肚脐方向。重复练习。（图5–47、图5–48）

呼吸节奏：吸气时伸展，呼气时拱背。

要点：手臂垂直于地面，脚背压实地面；伸展时，大腿始终垂直于地面，肘关节不可超伸。

动作功效：增强脊柱和髋部的灵活性；放松肩颈；强健腹肌；伸展背部，减轻疼痛；调养女性生殖器官，缓解痛经；促进消化，缓解轻度便秘；缓解压力。

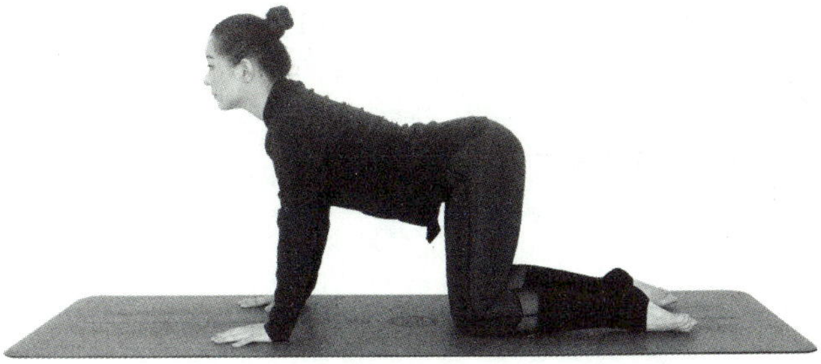

图5-47　猫伸展式（伸展）

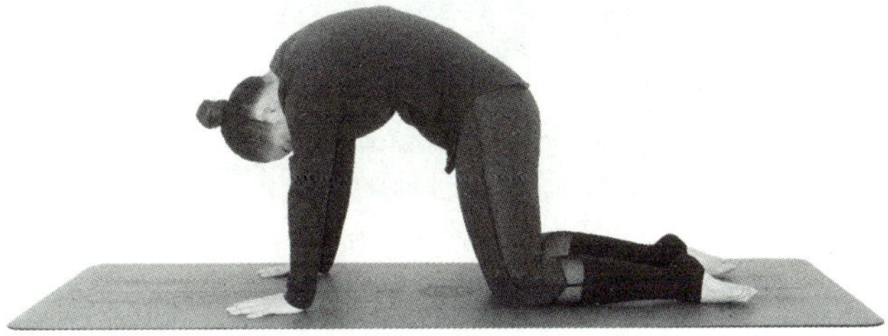

图5-48　猫伸展式（拱背）

三、斜板式

动作要领：金刚坐姿准备。身体前倾，双手置于肩部下方，双臂、大腿垂直于地面；双腿依次向后伸直，脚尖点地，身体呈一条直线；目视前下方。（图5-49）

呼吸节奏：保持自然呼吸。

要点：头部与身体呈一条直线，手臂垂直于地面，肘窝相对，肘关节不可超伸，背部平直。

动作功效：增强身体的整体力量；锻炼手臂和肩膀；提高平衡能力和稳定性。

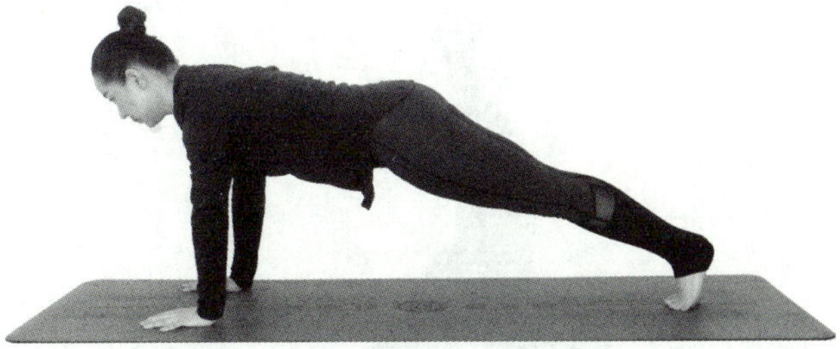

图5-49　斜板式

四、虎式平衡

动作要领：金刚坐姿准备。身体前倾，双手置于肩部下方，双臂、双腿垂直于地面；

左腿和右臂向上抬起，脚背平展，抬起的手臂、腿和躯干呈一条直线与地面平行。（图5–50）

呼吸节奏：保持自然呼吸。

要点：抬起的手臂、腿和躯干呈一条直线。

动作功效：强化核心，增强身体的整体力量；提高平衡能力和稳定性。

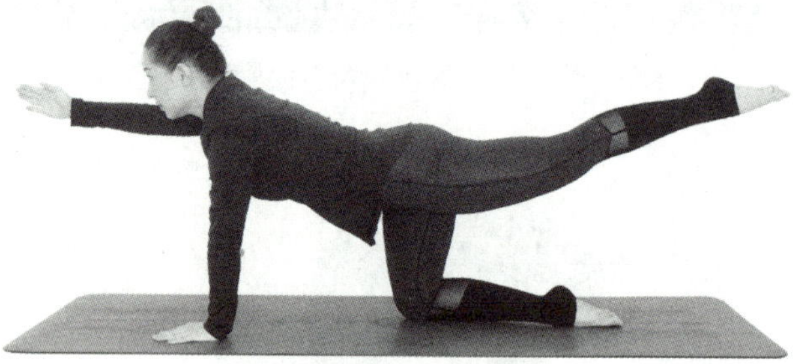

图5–50 虎式平衡

五、战士一式

动作要领（以屈右膝为例）：山式站姿准备。双脚分开，约两肩半宽，右脚向右转90°，左脚内收约60°，向右转髋，保持髋部中正；双臂经体侧上举至头顶，双手约与肩同宽，掌心相对，屈右膝呈90°，脊柱向上延展；目视前方。（图5–51）

呼吸节奏：吸气时手臂上举，呼气时屈膝。

要点：前腿屈膝呈90°，髋部中正，脊柱向上延展。

动作功效：增强髋关节、膝关节、踝关节的稳定性及臀部、腿部的力量，拉伸腿部内侧、后侧，侧腰及手臂肌群，使胸部得到完全伸展，提高身体平衡能力和自身专注力。

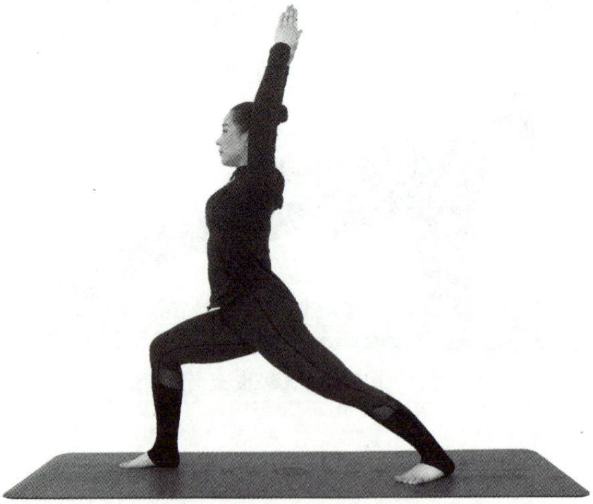

图5–51 战士一式

六、战士二式

动作要领（以屈右膝为例）：山式站姿准备。双脚分开，约两肩半宽，右脚向右转90°，左脚内收约30°；双臂侧平举，屈右膝呈90°，向右转头，目视右手方向。（图5–52）

呼吸节奏：吸气时双臂侧平举，呼气时屈膝。

要点：屈膝呈90°，骨盆中正，双臂成一条直线平行于地面，脊柱向上延展，身体保持在同一平面。

动作功效：增强髋关节、膝关节、踝关节的稳定性及臀部、腿部的力量，拉伸腿部内侧、后侧和手臂肌群。

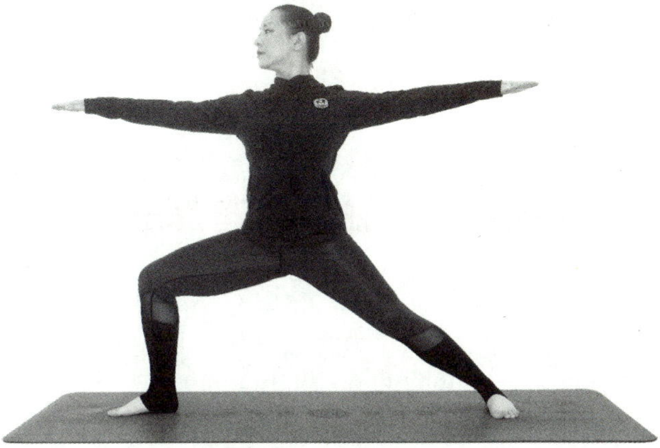

图5–52 战士二式

七、幻椅式

动作要领：山式站姿准备。双臂从体侧上举至头顶，双手约与肩同宽，掌心相对，屈膝，身体前倾45°，膝关节不要超过脚尖，手臂、背部保持平直；目视前下方。（图5–53）

呼吸节奏：吸气时手臂上举，呼气时下蹲。

要点：膝关节不要超过脚尖，手臂、背部保持平直。

动作功效：能够缓解肩部、颈部的紧张，提高肩关节的灵活性；矫正不良体态，增强脚踝、腿部肌肉的力量，伸展背部。

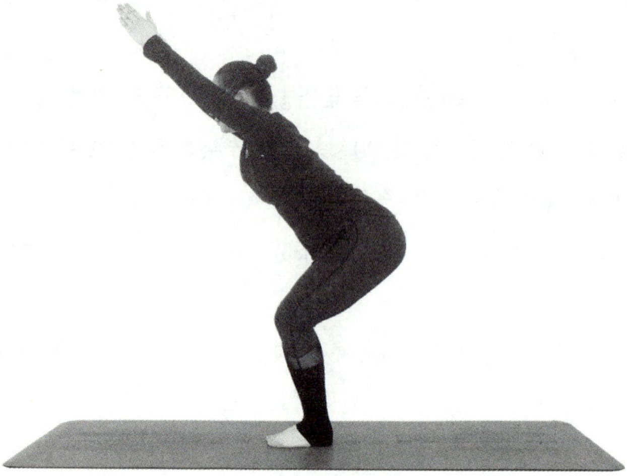

图5-53　幻椅式

第十节　瑜伽经典拜日式

一、拜日式的概念

瑜伽拜日式也被称作祈祷式或向太阳致敬式。瑜伽拜日式作为瑜伽经典套路体式练习之一，一般由多个瑜伽单个体式串联组成。整个体式套路除了可以作为瑜伽课的习练内容之外，个别体式动作、呼吸法也常被用作瑜伽课静坐调息后的关节热身动作，以唤醒身体各个关节、增强身体素质等，有利于舒展身体、平和内心。

二、拜日式体式套路

拜日式体式套路

动作1：站立祈祷式

动作要领：以山式站姿站立于垫面的前端，轻轻合起双掌，手指并拢，手肘自然弯曲，置于胸前呈合十礼。双掌合起时，双眼下垂，目光注视合掌的指尖，凝聚心神，排除杂念，尽量放松，气息下沉，以达到逐渐安定的作用。（图5–54）

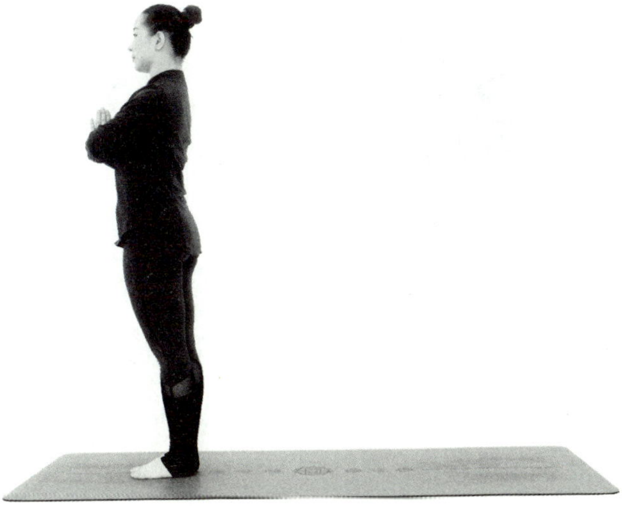

图5-54 站立祈祷式

动作2：上举展臂式

动作要领：吸气，双臂从体侧上举过头顶，掌心向前；打开胸腔，手臂带动躯干向后上方伸展；目视前上方。头部不可过分后仰。（图5-55）

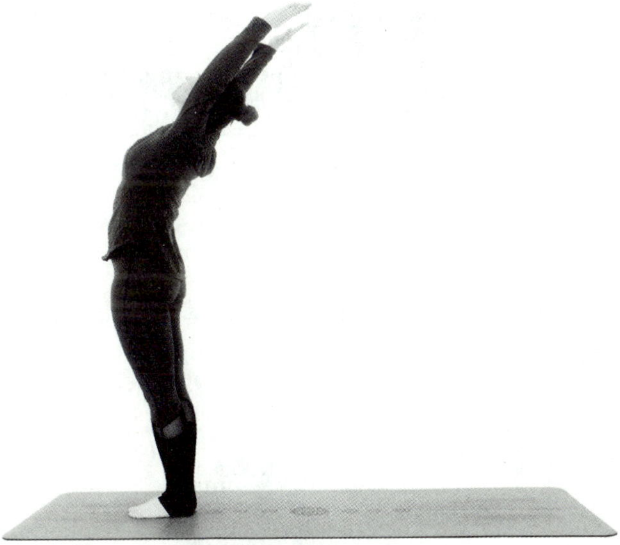

图5-55 上举展臂式

动作3：站立前屈伸展式

动作要领：呼气，胸腔引领，屈髋向下，双手放在双脚后侧，掌根与足跟对齐，屈肘，腹部、胸部、额头依次贴近双腿。（图5-56）

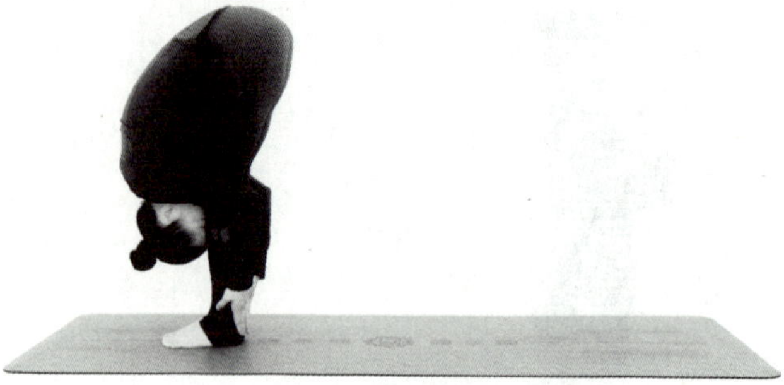

图5-56　站立前屈式

动作4：骑马式（左侧）

动作要领：吸气，抬头延展脊柱，手臂伸直垂直于地面，指尖触地；呼气，左脚向后撤一大步，勾脚尖，脚趾触地，左膝落地；右腿膝关节不要超过脚尖。双手置于右脚两侧，脊柱充分延展，目视前方。（图5-57）

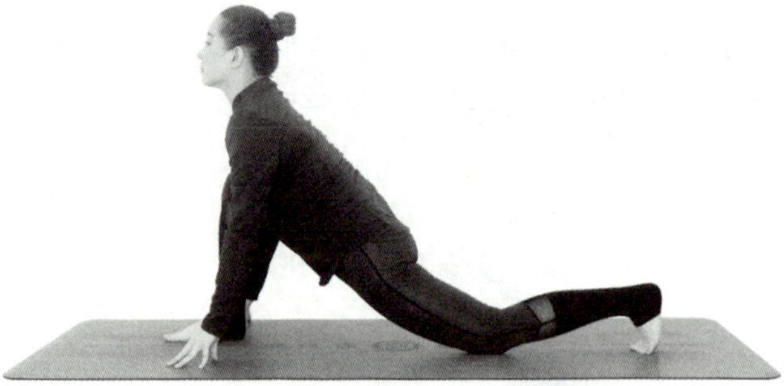

图5-57　骑马式（左侧）

动作5：下犬式

动作要领：呼气，收下颌，右脚向后撤一大步，落于左脚旁，臀部上提，脚尖回勾落地，伸直双膝。（图5-58）

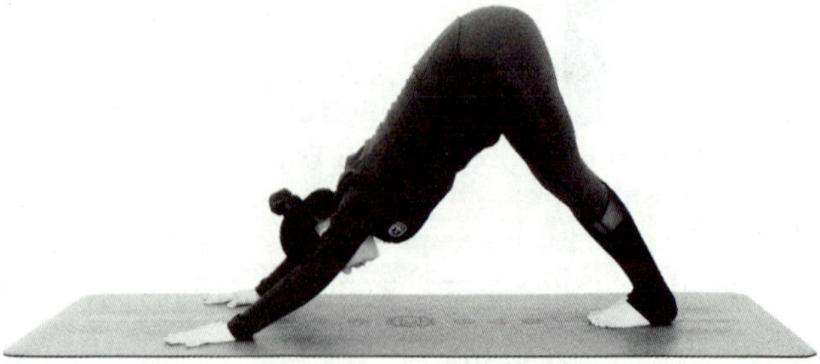

图5-58　下犬式

动作6：斜板式

动作要领：吸气，双手压实垫面，双脚后撤成斜板式；双臂垂直于地面，肘关节不可超伸。（图5–59）

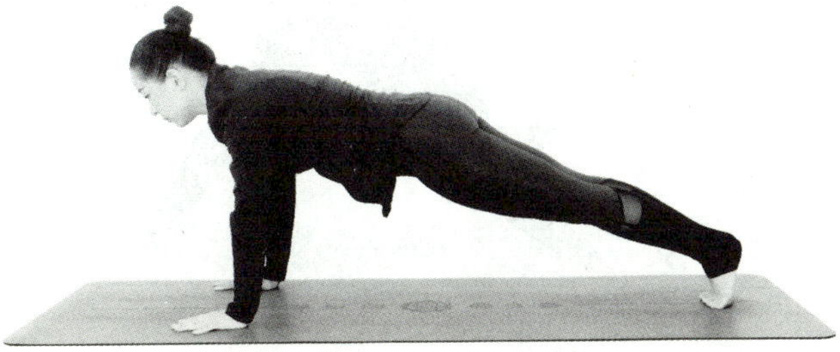

图5–59 斜板式

动作7：八体投地式

动作要领：呼气，胸部落于双手之间，下颌、左手、右手、胸部、左膝、右膝及左脚尖、右脚尖八个部位与垫面接触。肘内收并指向正后方。（图5–60）

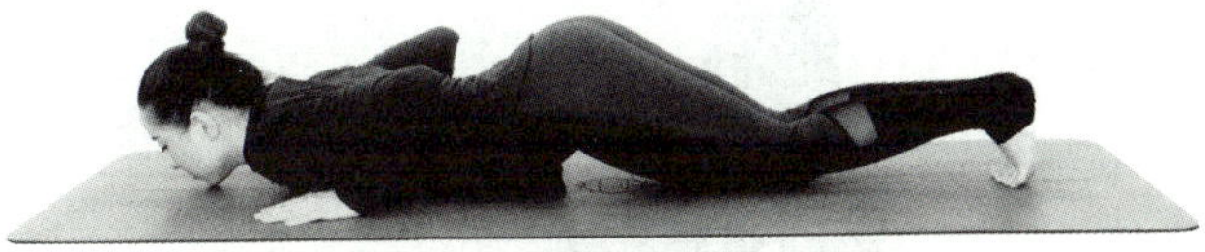

图5–60 八体投地式

动作8：眼镜蛇式

动作要领：吸气，脚推地，胸部上提，手掌推地，胸腔引领身体向上，脊柱向上延展，肩部下沉，延伸下颌，目视前上方。（图5–61）

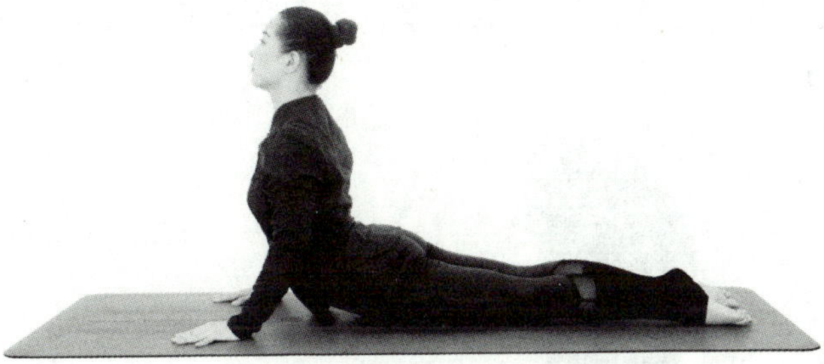

图5–61 眼镜蛇式

动作9：下犬式

动作要领：呼气，收下颌，臀部上提，脚尖回勾落地，双膝伸直。（图5–62）

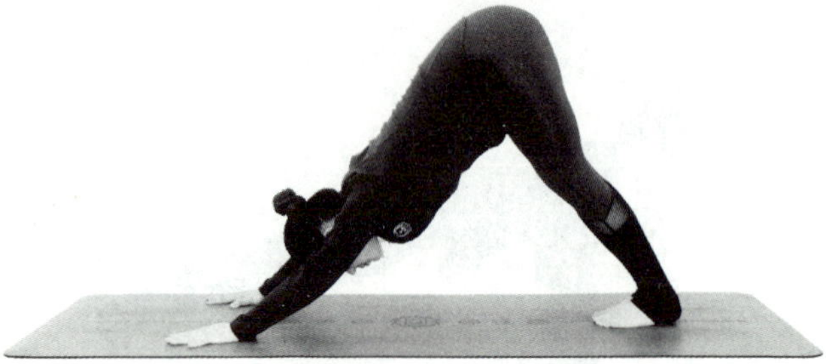

图5–62　下犬式

动作10：骑马式（右侧）

动作要领：吸气，左脚向前迈一大步，左腿膝关节不要超过脚尖，右膝落地，双手置于左脚两侧，脊柱充分延展，目视前方。（图5–63）

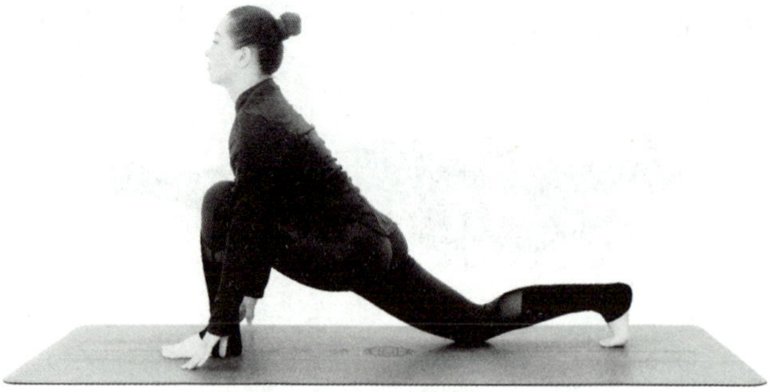

图5–63　骑马式（右侧）

动作11：站立前屈伸展式

动作要领：吸气，右脚向前迈步到左脚旁，脊柱延展，指尖触地，双臂垂直于地面，肩膀远离耳朵。呼气，双手放在双脚后侧，掌根与足跟对齐，屈肘，腹部、胸部、额头依次贴近双腿。（图5–64）

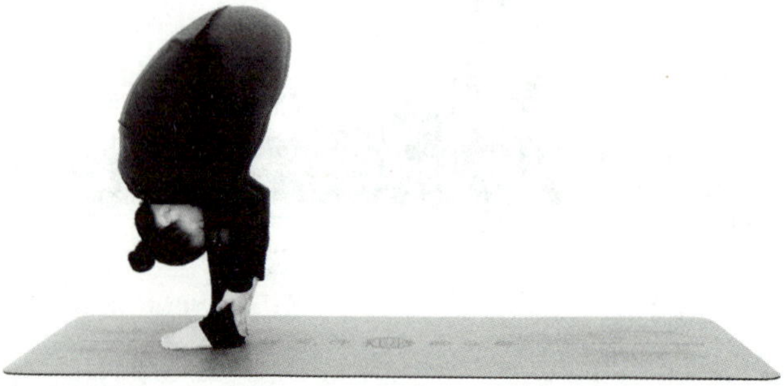

图5–64　站立前屈式

动作12：上举展臂式

动作要领：吸气，双臂从体侧上举过头顶，掌心向前；打开胸腔，手臂带动躯干向后上方伸展；目视前上方。头部不可过分后仰。（图5–65）

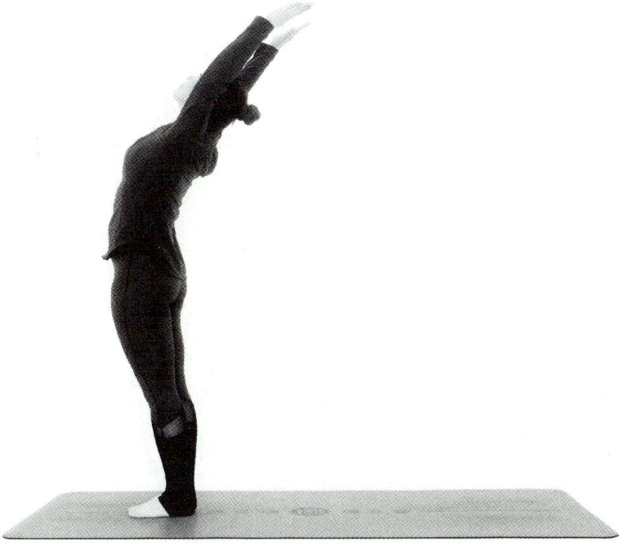

图5–65 上举展臂式

动作13：站立祈祷式

动作要领：呼气，双臂落于胸前，双手合掌。（图5–66）

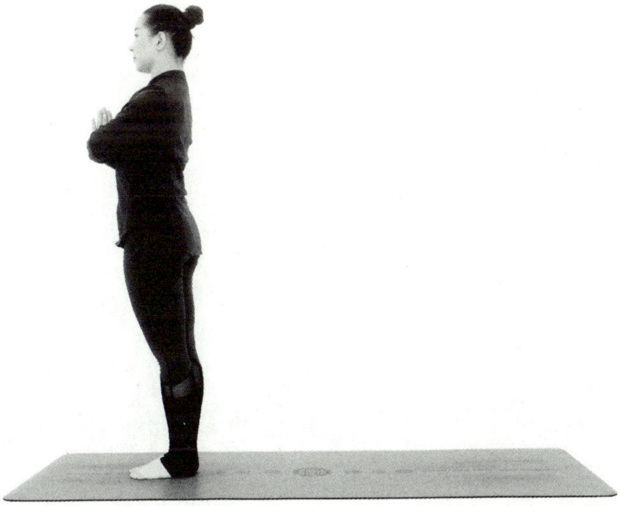

图5–66 站立祈祷式

任务考核

姓名:	院（系）:	学号:	日期:
简述瑜伽的预备体式，并选择一项进行示范。			
请简述哪些瑜伽体式可以缓解人们日常的肩部、颈部以及背部的不适，并选择其中一项体式进行示范。			
请简述拜日式主要包含哪些瑜伽体式，并进行连贯示范。			
得分:			
教师签字:			日期:

◎【思政园地】

2024年全国健身瑜伽公开赛在上海举办

2024年8月31日，2024年全国健身瑜伽公开赛（上海·奉贤站）在上海市奉贤区青村镇拉开帷幕。本次公开赛设立了多元化的竞赛项目，涵盖单人（男子单人瑜伽、女子单人瑜伽）、双人（女子双人瑜伽、混合双人瑜伽）及集体项目，分为社会组和院校组两大竞赛组别。赛事吸引了来自全国各地的17支瑜伽参赛队同台竞技，参赛队员以精湛的技艺和优雅的身姿，共同演绎瑜伽的魅力与风采。

“此次公开赛不仅为瑜伽爱好者提供了一个展示自我、交流技艺的平台，也进一步推动了奉贤区全民健身运动的高质量发展。”奉贤区相关负责人表示，奉贤区正以创建全民健身运动的模范城区为目标，积极响应“健康奉贤”的号召，并围绕建设体育强区的总体战略，全力推进南上海体育中心的建设。旨在为市民提供更多元化、更高质量的健身服务，让更多人享受到运动带来的健康和快乐。

在赛事现场，队员们身着各式瑜伽服，伴随着悠扬的音乐，缓缓展开一系列高难度的瑜伽动作。他们的动作流畅而有力，展现出瑜伽的柔美与力量。

除了精彩的瑜伽竞赛，赛事现场还特别设置了品牌集市，积极推动“体育+”和“+体育”的多元化发展模式，持续提升体育赛事的吸引力。这里不仅汇集了青村文创的独特魅力，还融入了趣味横生的抽卡互动环节，让参赛者有机会体验香氛DIY创意工坊，并领取品牌精心准备的惊喜好礼，让所有参赛者享受“因赛而来，不止于赛”的独特体验。

此次赛事由国家体育总局社会体育指导中心主办，全国健身瑜伽指导委员会、上海市社会体育管理中心（上海市体育竞赛管理中心）、上海市奉贤区体育局、上海市奉贤区体育总会、上海市奉贤区青村镇人民政府承办。

（资料来源：《新民晚报》，有删减）

第六讲　瑜伽教学与训练

学习目标

任务	知识点	细则
掌握如何组织瑜伽的教学和训练	瑜伽教学与训练目标	运动参与目标
		运动技能目标
		身体健康目标
		心理健康目标
		社会适应目标
	瑜伽教学与训练原则	系统性与综合性原则
		主导性与主体性原则
		科学性与可行性原则
		直观性与感知性原则
		循序渐进原则
		兴趣主导与实践导向原则
		巩固与提高原则
		身心协同发展原则
	瑜伽教学与训练方法	示范法
		讲解法
		其他教学方法
		基础体式训练
		呼吸训练
		序列训练
		冥想训练
		力量训练

导读

近年来，随着瑜伽运动在全球的风靡，国内许多高校相继开设了瑜伽课程。瑜伽以独有的习练方式和内外兼修的功能在高校中备受教师和大学生的关注与喜爱。瑜伽教学与训练是指在教师的指导和大学生的参与下，根据瑜伽教学与训练大纲要求，由教师向大学生传授理论知识、瑜伽运动的基本方法和技能，为培养大学生成为全面发展的人才所进行的有目的、有计划、有组织的教学与训练过程。

第一节 瑜伽教学与训练目标

体育教学目标是指为了达到体育教学的某个目的（泛指行为的意图），人们在行动过程中设立的各阶段预期成果以及最后的预期成果。因此，瑜伽教学与训练目标是使大学生拥有健康的身心状态与审美观，且具备瑜伽基础知识以维持习练瑜伽。瑜伽教学与训练目标主要可以分为以下五个方面。

一、运动参与目标

通过习练瑜伽，大学生能够积极参与各种体育活动并基本形成自觉锻炼的习惯，基本形成终身体育的意识，能够编制可行的个人瑜伽习练计划，具有一定的体育文化欣赏能力。

二、运动技能目标

通过参与瑜伽课程，大学生可以熟练掌握瑜伽运动的基本方法和技能，掌握一定的瑜伽体式；能科学地习练瑜伽，提高自己的运动能力，并掌握一定的瑜伽康复疗法。

三、身体健康目标

通过开设瑜伽课程，高校能测试和评价大学生的体质健康状况，大学生能掌握有效的提高身体素质、全面发展体能的知识与方法，合理选择人体需要的健康营养食品，养成良好的行为习惯，形成健康的生活方式，具有健康的体魄。

四、心理健康目标

通过习练瑜伽，大学生能根据自己的能力设置瑜伽习练目标，改善心理状态、克服心理障碍，养成积极乐观的生活态度，并学会运用适合的方法调节自己的情绪，同时也能在习练瑜伽中体验运动的乐趣和成功的感觉。

五、社会适应目标

通过习练瑜伽，大学生能表现出良好的体育道德和合作精神，并能正确处理竞争与合作的关系。部分瑜伽体式需要两人甚至多人配合完成，大学生通过这些体式可以建立良好的人际关系，建立基本的认同感和归属感。

第二节 瑜伽教学与训练原则

瑜伽教学与训练是为了达到教学与训练目标而设计、实施的，目的在于让大学生掌握瑜伽的专业知识与技能，并在此基础上进行思想品德与行为教育。教学与训练原则是瑜伽教学与训练活动顺利开展的根本条件，是保证瑜伽教学与训练效果的根本原则，同时也是判断瑜伽教学与训练质量的基本标准。

瑜伽教学与训练原则是高校及教师对长期瑜伽教学与训练实践经验的总结和概括，反映了瑜伽教学与训练的基本规律，也是瑜伽教学与训练必须遵循的基本要求，是师生双方共同参与瑜伽教学与训练应该遵守的行为准则。它对指导瑜伽教学与训练，规范教学与训练行为，提高瑜伽教学与训练质量具有重要的意义。

一、系统性与综合性原则

系统性与综合性原则是指高校要将瑜伽教学与训练的内容有机地组织成系统，应注重课程结构和知识、技能的逐步推进与融会贯通，要重视培养大学生的多方面能力，包括体育技能、协作能力、创新能力等。系统性原则与综合性原则是相辅相成的。系统性原则要求瑜伽教学与训练应循序、系统、连贯地进行，能够保证大学生获得系统的知识，获得对客观世界规律性的认识。在贯彻系统性原则的过程中，教师要处理好瑜伽教学与训练的活动顺序与理论知识的逻辑顺序，以及大学生掌握知识和培养能力的发展顺序这几者之间错综复杂的关系。综合性原则在瑜伽教学与训练中具有重要的意义，它要求在瑜伽教学与训练的过程中，教师应将不同的学科和技能有机融合，鼓励大学生从多个角度思考问题，培养大学生的批判性思维和综合解决问题的能力。

二、主导性与主体性原则

瑜伽教学与训练的主体包括教师与大学生，主导性与主体性原则指在瑜伽教学与训练的过程中应严格遵循以教师为主导、以大学生为主体的原则。以教师为主导与以大学生为主体是相辅相成的。以教师为主导与以大学生为主体的关系越明显，瑜伽教学与训练的效果就越好、质量就越高。在瑜伽教学与训练内容与方法的设计中，教师应根据大学生主体的需要和特点，以及地域、气候、场地设施的不同情况来安排教学目的、教学内容、教学方法，大学生应在教师的指导下积极主动地参与瑜伽教学与训练活动，充分发挥主观能动性。瑜伽教学与训练过程是教师与大学生双方的互动活动，二者缺一不可。

三、科学性与可行性原则

科学性与可行性原则的有机结合是指所制定的瑜伽教学与训练的内容要符合学科发展规律，能体现大学生在学习过程中的进步和成绩。瑜伽教学与训练要坚持以人为本，顺应大学生身心发展的规律与兴趣。瑜伽教学与训练所构建的内容既要符合运动训练学、运动生理学等科学理论，又要具有可实施的特性；既要积极地顺应大学生的个性发展，也要积极地适应社会的发展。

四、直观性与感知性原则

直观性与感知性原则是指在瑜伽教学与训练中，教师要通过直观的手段，引导大学生形成对瑜伽动作表象的清晰认知，在丰富其感性认识的同时引导大学生向内观察，感受并了解自己的身心。在瑜伽教学与训练中，教师要结合多种教学与训练方法，丰富大学生的感性认识，使大学生获得生动的表象，从而掌握瑜伽的理论知识和习练方法，培养大学生自我锻炼的习惯。

五、循序渐进原则

循序渐进原则是指教师根据大学生的发展规律和学习能力，按照低级到高级的顺序进行教学。在瑜伽教学与训练中，教学内容、教学方法、教学步骤、运动负荷、练习难度的设计和安排都应符合大学生的身心特征，教师要由浅入深、由易到难安排瑜伽的教学与训练，逐步提高和发展大学生的瑜伽技能。

六、兴趣主导与实践导向原则

兴趣主导与实践导向原则是指在瑜伽教学与训练中，教师要高度关注大学生的兴趣和需求，并以实践为导向在课堂上充分调动大学生的积极性和主动性，使瑜伽教学与训练变得有趣和有意义，进一步提升大学生参与瑜伽教学与训练的主动性。在瑜伽教学与训练中，教师应为大学生提供丰富多彩的实践机会，如带领大学生参与社区、俱乐部开展的瑜伽活动，在具体的实践中提高大学生的瑜伽技能。

七、巩固与提高原则

巩固与提高原则是指教师要想使大学生牢固地掌握瑜伽的知识、方法和技能，并能在实践中熟练地应用，必须使大学生的大脑皮层建立动力定型，并且要不断地巩固与提高。

巩固与提高原则是根据认识规律和运动技能形成的规律提出的。在瑜伽教学与训练的过程中，教师应根据遗忘规律和条件反射建立与消退的相关理论，引导大学生牢固地掌握瑜伽的知识、方法和技能，以提高大学生的身体素质、增强大学生的体质。因此，在瑜伽教学与训练中，教师必须通过合理的教学方法，科学地安排各种身心练习来强化大学生完成动作的能力，达到巩固和提高的效果。

八、身心协调发展原则

身心协调发展原则是指在瑜伽教学与训练的过程教师必须让大学生身心全面协调的发展，以培养德智体美劳全面发展的人。要坚持身心协调发展原则，教师就不应将教学重点仅仅放在学生身体层面，更应当关注学生的心理层面，帮助学生形成健全的人格与良好的社会适应能力。瑜伽教学与训练既要改善大学生的身体形态、提升大学生的身体技能，又要对大学生的心理、情感、意志品质等产生良好的正迁移影响。 也就是说，在瑜伽教学与训练中，教师不仅要注重传授瑜伽理论知识和习练方法，提高大学生的身体素质，还应该着力于使大学生养成运动习惯，培养大学生坚强的意志品质和良好的审美能力，同时让大学生在瑜伽习练中愉悦身心、释放压力，获得身心的健康发展。

第三节 瑜伽教学与训练方法

瑜伽教学与训练方法是指在瑜伽教学与训练过程中，教师为了完成向大学生传授专业知识、技术、技能，发展大学生与瑜伽有关的各种能力等教学任务时所采用的方法，是实现瑜伽教学与训练任务和目标的方法。瑜伽教学与训练方法包括教师教的方法和学生学的方法。因为瑜伽教学与瑜伽训练存在一定的差异，故下文分两个部分进行阐述，即瑜伽教学方法与瑜伽训练方法。

一、瑜伽教学方法

1.示范法

示范法是瑜伽教学中最常用的方法之一。教师通过准确、优美的动作示范，可以让大学生直观地了解每个瑜伽体式的动作要领和形态。示范法具有可视性，是生动、逼真的直观教学方法。教师示范动作的正确与否会直接影响瑜伽教学的效果。教师正确的示范能使大学生在最短的时间内建立正确的动作表象，还可以激发大学生的学习兴趣和积极性。

（1）示范法的要求。

第一，教师应具备扎实的知识和熟练的技能，示范过程要清晰明了、步骤完整，每个动作和环节都要准确无误。第二，教师在示范时要注意动作的流畅性、规范性和节奏感，示范速度要适中，应合理控制示范的节奏，对重点和难点部分可以适当放慢速度或进行重复示范。第三，教师示范时要结合语言讲解，讲解要简洁易懂、突出重点，与示范动作紧密配合，帮助大学生更好地理解所学体式。第四，在示范过程中，教师应给予适当的指导和反馈，帮助大学生改进错误动作，示范后要及时安排大学生进行习练，巩固所学内容。第五，教师要注意个体差异，不同大学生的学习能力和接受程度存在差异，教师要根据大学生的实际情况调整示范方式。

（2）动作示范。

①完整示范。教师从头到尾完整、流畅地展示一个瑜伽体式，完整示范不会破坏动作的结构和动作的连接，可以帮助大学生在脑海中形成一个完整的动作表象。例如，在教授树式时，教师应完整地展示从站立到单腿抬起、脚掌贴于大腿内侧、双手合掌向上伸展的全过程。

②分解示范。对于较为复杂的体式，教师可以将其分解为几个关键步骤进行示范。以下犬式为例，教师可以先示范双手双脚的位置，然后是臀部的抬起，最后是手臂和腿部的伸直。分解示范有助于大学生逐步掌握各个体式的细节。在教学中完整示范和分解示范通常是紧密配合、交叉使用的。

（3）节奏示范。

①匀速示范。教师以平稳、均匀的速度完成体式动作的示范，让大学生感受到动作的流畅和稳定。例如，在展示三角伸展式时，教师要保持身体重心的平稳移动，匀速完成动作。匀速示范有助于大学生掌握动作的节奏感和平衡感。

②变速示范。有时为了突出某个动作的重点或难点，教师可采用变速的方式进行示范。例如，在示范战士三式时，教师可以在单腿抬起保持平衡的阶段放慢速度，强调对身体重心的控制方法。变速示范能让学生更加关注动作的关键环节。

（4）方向示范。

①正面示范。教师面向大学生，从正面展示体式，让大学生能够清楚地看到教师所教体式的正面动作和姿态。例如，在坐姿扭转式的示范中，教师正面示范能让大学生看清上身扭转的角度和方向。正面示范适用于大多数瑜伽体式的初始教学。

②侧面示范。教师从侧面展示体式，重点突出身体的侧面线条、重心的高低变化以及动作的深度。例如，在前屈类体式的教学中，教师进行侧面示范能更清楚地向大学生展示

身体的前屈角度。

2. 讲解法

讲解法是瑜伽教学中常用的一种教学方法，是指教师通过语言向大学生系统地传授瑜伽的知识、技能和理念等。讲解法具有系统性、准确性、启发性等特点。教师运用讲解法可以详细地向大学生解释瑜伽体式的名称、功效、动作要领、呼吸方法以及注意事项等，如讲解战士一式时，教师可以先向大学生说明该体式能够增强腿部的力量、提高身体平衡能力，然后逐步讲解如何站立、如何迈出脚步、如何扭转身体等动作细节。

（1）讲解法的要求。

第一，教师的语言应该通俗易懂、简洁明了，避免使用过于复杂或生僻的词汇。第二，教师在讲解时要明确教学的重点和难点，并在讲解时予以着重强调。第三，教师在讲解时要生动形象，可以运用比喻、拟人等修辞手法让讲解更加生动有趣，易于大学生理解。第四，教师的讲解要具备系统性，能够有条理、有逻辑地阐述瑜伽的理论知识、动作要领、呼吸方法等，让大学生形成完整的知识体系。第五，教师在讲解时要注意准确性，要确保传递给大学生的信息是准确无误的。第六，教师的讲解还要具有启发性，可以激发大学生的思考和探索欲望，引导他们深入理解瑜伽的内涵。第七，教师在运用讲解法时要注意与示范法相结合，边讲解边示范可以让大学生更好地理解和进行模仿。

（2）讲解的内容。

①瑜伽的基础知识。教师要运用讲解法对瑜伽的含义、分类等进行阐述。②体式的动作要领。教师要详细描述每个瑜伽体式的起始姿势、动作过程、结束姿势以及动作功效等。③呼吸法。教师要介绍不同的呼吸方式及其在瑜伽习练中的作用和运用方法。④放松与冥想。教师要注意讲解放松和冥想的技巧和重要性。

（3）讲解的时机。

课程开始时，教师主要运用讲解法介绍本节课的教学内容和教学目标；教授新动作时，教师要详细讲解动作的要领和要点；大学生出现错误时，教师应及时指出错误并进行纠正性讲解；课程结束时，教师要总结本次课程的重点内容和大学生的表现。总之，讲解法在瑜伽教学中具有重要作用，但教师要注意将讲解法与其他教学方法相结合，如示范法，以提高教学效果，让大学生更好地掌握瑜伽的精髓。

3. 其他教学方法

（1）纠正法。

在瑜伽教学过程中，教师应及时发现并纠正大学生的错误动作。大学生按照错误的动作习练瑜伽不仅无法达到锻炼效果，还可能出现身体损伤。例如，大学生在做骆驼式时常出现弯腰驼背的情况，教师应指出问题并帮助其挺直背部、伸展脊柱。

教师使用纠正法时应以鼓励和引导为主，避免过度批评导致大学生失去习练的信心。

（2）引导法。

在瑜伽教学中，教师可以通过语言、音乐、环境等因素引导大学生进入放松、专注的状态。例如，在冥想环节，教师可以用轻柔的声音引导大学生关注呼吸，排除杂念。教师使用引导法可以创造一个宁静、舒适的教学环境，有助于大学生更好地沉浸在瑜伽习练中。

（3）体验式教学法。

教师使用体验式教学法可以让大学生通过亲身体验来感受瑜伽的魅力和益处。体验式教学法分为主题体验式与户外体验式两大类。主题体验式教学法是指教师在瑜伽教学时设置不同的主题，如“瑜伽与放松”“瑜伽与脊柱健康”“瑜伽与情绪管理”等，让大学生在特定的主题下进行瑜伽习练和探索。例如，在“瑜伽与情绪管理”的主题课中，教师可以引导大学生通过瑜伽的呼吸法和冥想练习来缓解压力、调节情绪。户外体验式教学法是教师将瑜伽课堂搬到户外，如操场、公园等自然环境中，让大学生在自然环境中感受瑜伽的宁静与和谐，户外的新鲜空气和美丽景色可以增强大学生的身心愉悦感，同时也能让他们更好地放松身心。

（4）游戏教学法。

教师在瑜伽课堂中融入游戏元素，可以增加趣味性和互动性，提高大学生的习练兴趣。以下介绍两种游戏教学法。

①体式接龙游戏。大学生依次做出不同的瑜伽体式，后一个学生的体式要在前一个学生的体式基础上进行变化和延伸。这个游戏可以帮助大学生熟悉各种瑜伽体式，同时也能提高他们的创造力和反应能力。

②呼吸竞赛游戏。教师将大学生分成若干小组，进行呼吸竞赛。每个小组的成员要在规定的时间内尽可能平稳、深沉地呼吸，最后教师根据大学生呼吸的质量和数量对小组进行评分。这个游戏可以帮助大学生提高对呼吸的控制能力和自身专注力。

（5）案例教学法。

案例教学法是指教师通过实际案例分析，让大学生更好地理解瑜伽的应用和效果。例如，教师可以分享一些通过习练瑜伽辅助治疗疾病的案例，如颈椎病、腰椎间盘突出症等患者通过瑜伽改善身体状况的案例，让大学生了解瑜伽在康复治疗中的作用，增强他们习练瑜伽的信心；教师也可以讲述一些通过瑜伽呼吸、冥想和放松练习缓解焦虑、抑郁等心理问题的案例，帮助大学生认识到瑜伽在心理调适方面的价值，引导他们在日常的学习和生活中运用瑜伽来保持心理健康。

（6）个性化教学法。

在瑜伽教学中，教师可以根据大学生的不同需求和特点，制定个性化的教学方案。

首先，教师可以在课前对大学生进行身体评估，了解他们的健康状况以及柔韧性、力量等方面的情况。根据评估结果，教师为每个大学生制订适合他们的瑜伽习练计划。

其次，教师可以了解大学生的兴趣爱好和习练目标。如有的大学生喜欢减肥塑形，有的大学生则更关注心灵成长。教师根据大学生的兴趣爱好和习练目标，设计相应的教学内容和教学方法，提高大学生的学习积极性和主动性。

二、瑜伽训练方法

瑜伽训练是一种综合性的身心锻炼方式，它结合了身体的伸展、力量训练、呼吸控制和冥想等元素，能够帮助大学生提升身体柔韧性、身体平衡性和核心力量，同时也有助于缓解压力、改善睡眠、增强专注力等。因前文已对瑜伽习练方法做了详细的阐述，故此部分不再赘述，仅简单补充一些训练方法。

1. 基础体式训练

大学生从简单的体式开始习练，如站立前屈伸展式、山式站姿等，然后逐渐增加难度。在基础体式训练中，大学生应每个体式保持一定的时间，并重复习练多次，以增强身体的柔韧性和力量。基础体式是构建更高级体式的基石，大学生打下扎实的基础能够让后续的习练更加顺利。

2. 呼吸训练

瑜伽强调呼吸与动作的配合。大学生通过专门的呼吸练习，如腹式呼吸、完全式呼吸等，可以提高呼吸的深度和对呼吸的控制能力。例如，大学生在进行猫伸展式的练习时，随着伸展和拱背，应配合相应的吸气和呼气。

3. 序列训练

序列训练是指将多个体式按照一定的顺序和节奏组合成一套完整的序列进行习练。不同的序列有不同的侧重点，如力量训练序列侧重发展身体各部位肌肉的力量，平衡训练序列侧重发展身体的平衡能力等。

4. 冥想训练

冥想训练是指大学生在安静的地方闭上眼睛，专注于内心感受和思绪的训练。冥想训练可以帮助大学生提高专注力，保持内心的平静。大学生可以从短时间的冥想训练开始，然后逐渐增加冥想时间，培养冥想习惯。

5. 力量训练

大学生可以利用自身重量或辅助器材进行力量训练，以增强肌肉的力量，但要注意控制力度和强度，避免过度疲劳或受伤。

第五讲详细介绍了各类瑜伽体式的习练方法，故此部分不再赘述。

任务考核

姓名:	院（系）:	学号:	日期:
结合实践简述瑜伽教学与训练要遵循哪些原则。			
简述教师采用示范法进行教学时的注意事项。			
结合前几讲的内容，谈谈如何进行呼吸和冥想训练。			
得分:			
教师签字:			日期:

◎【思政园地】

从贫困村到“网红村”
——村妇联主席推动“瑜伽脱贫路”

如今的玉狗梁村，不仅摘掉了贫困村的帽子，而且已成为闻名世界的“网红村”，吸引着一拨拨中外游客来此踏访。

在玉狗梁村，你会看到这样的一幕幕场景：冰天雪地里、春暖花开时、藜麦丰收季，在田野、炕头、院落，甚至是马车上，玉狗梁村的女人们都能展现出非凡的瑜伽功夫。而这些女人好多都是六七十岁的老太太。

她们的这番功夫，不是与生俱来的。玉狗梁村贴上“瑜伽村”这个标签，第一要归功于扶贫第一书记卢文震，第二要归功于村里的妇联主席靳秀英——没有他们的张罗、带头，这老太太练瑜伽恐怕是痴人说梦。

玉狗梁村在河北省张家口市张北县两面井乡，曾是一个国家级贫困村。村里的年轻人大都外出打工谋生，村里只剩下100来名留守老人和妇女。

怎么让老百姓脱贫？从哪里找突破口？一次入户走访时，卢文震发现玉狗梁村家家户户至今还保留着传统的火炕和上炕就要“盘腿”的生活习惯，于是一个大胆的设想在他脑中形成：瑜伽健身，扶志扶贫。卢文震悟出了一套乡村瑜伽健身操。靳秀英半信半疑说服了几个老姐妹和她一起去“应付”一下。

时光留痕。3个月下来，靳秀英发现自己的身体柔软了，上炕下地弯腰捡东西轻松自如了，腰腿疼也减轻了很多，于是她开始相信瑜伽能健身。想到村民们常因腰腿病而影响干农活，她一下子来了动力，决心当村里的瑜伽推广大使。

在卢文震和靳秀英的带动下，村民们的生活方式逐渐改变，生活态度也变了，寂静、死板的小村庄呈现出从未有过的生机。

2017年2月，国家体育总局称赞玉狗梁村为“中国瑜伽第一村”。

玉狗梁村名气越来越大，瑜伽队频繁受邀到全国各地演出和接受访谈。靳秀英说：“村里的妇女们一辈子在村里生活，最远去过县城，如今被邀请到好多地方演出，开阔了眼界，增长了见识，我们都感到无比的自豪和光荣！但是，我们从不骄傲，每出去一次回来就总结经验教训，互相鼓励，继续提高，争取到更高档次的舞台，展示风采！”

2019年春节，在工作组和女儿的帮助下，靳秀英也开通了“中国瑜伽第一村玉狗梁”快手直播，她努力学习普通话，研究短视频拍摄技术，直播老年瑜伽教学课程，带货销售玉狗梁村的藜麦、土豆、莜麦等农产品。村民们也因习练瑜伽，有了发展特色种植养殖业的精气神，家家户户实现了增收致富。靳秀英对记者说：“村民们通过习练瑜伽，有了精气神，村风也变得更好了，村里很多工作好做了。现在大家都忙着学习如何利用微信、快手、抖音这些新手段宣传和销售农产品，增收致富。我作为村妇联主席，特别有成就感！”瑜伽，让靳秀英和玉狗梁村的乡亲们打开了眼界，放飞了梦想，过上了幸福新生活。

（资料来源：《中国妇女报》，有删减）

第七讲　瑜伽康复疗法

学习目标

任务	知识点	细则
了解瑜伽康复疗法	瑜伽康复疗法概述	瑜伽康复疗法的目的 瑜伽康复疗法的原则
	瑜伽康复疗法的注意事项	选择合适的时间习练瑜伽 注意合理饮食 瑜伽康复疗法的适用对象 瑜伽康复疗法的禁忌
	瑜伽康复疗法在疾病中的应用	瑜伽康复疗法与运动损伤 瑜伽康复疗法与常见疾病 瑜伽康复疗法与心血管疾病 瑜伽康复疗法与精神疾病

导读

瑜伽康复疗法是瑜伽的一个重要组成部分，是集合瑜伽不同的体式动作有针对性地对各种疾病进行辅助治疗的一种方法。瑜伽康复疗法是通过各种不同程度的伸展、屈曲、扭转等非常态体式，充分拉伸肌肉，以提高关节的灵活性和发展肌肉力量，使肌肉变得坚实而有力。这样可以使习练者身体各方面的状态得到改善，使内心得到平静与放松，从而更好地促进其工作与学习。

第一节 瑜伽康复疗法概述

一、瑜伽康复疗法的目的

1.身体健康层面

（1）增强身体柔韧性。

通过习练各种瑜伽体式，习练者可以循序渐进地拉伸肌肉和韧带，增加关节的活动范围，减少身体的僵硬和疼痛，使紧张的肌肉、肌腱、关节囊及其他软组织得到放松，增强身体柔韧性。例如，三角伸展式等体式可以拉伸身体侧面的肌肉和筋膜，增加脊柱的柔韧性。

（2）提升肌肉的力量。

习练瑜伽时需要身体不同部位的肌肉协同工作，从而有效地提升肌肉的力量，增强肌肉耐受力。例如，战士一式等体式可以增强腿部、臀部和核心肌群的力量；斜板式等体式则着重锻炼核心肌肉的稳定性。肌肉力量的提升可以改善肢体运动功能，促进肌肉功能恢复。

（3）改善身体姿势。

人们久坐、长时间使用电子设备等，容易出现圆肩、驼背、头前倾等不良体态。习练瑜伽可以帮助习练者调整身体的形态和平衡，纠正不良体态。例如，山式坐姿可以帮助习练者找到身体的中立位，提升身体的挺拔感。

（4）促进身体的自我修复。

瑜伽的呼吸、冥想和放松练习可以促进血液循环，增强身体的氧气供应和营养输送，改善心脏、肺部、肠胃等各个器官的功能，有助于受损组织的修复和再生。另外，习练瑜伽还可以刺激神经系统，调节内分泌系统，提高身体的免疫力和自愈能力，促进身体各项功能的修复。

2.心理健康层面

（1）缓解压力和焦虑。

瑜伽的冥想、呼吸和放松练习可以帮助习练者平静心灵，缓解压力和焦虑。习练瑜伽时，习练者通过专注于当下的呼吸和身体感觉，可以摆脱外界的干扰和杂念，进入一种放松的状态。

（2）提升心理健康。

瑜伽强调身心的连接，强调通过身体的运动和呼吸的调节来改善心理状态。习练者长期坚持习练瑜伽可以增强自我意识，提高情绪稳定性，培养积极的心态和乐观的生活态度，改善亚健康状态。此外，瑜伽还可以促进神经递质的分泌，如血清素和内啡肽等，这些物质有助于提升情绪、减轻疼痛和增强幸福感。

3. 整体健康层面

（1）促进整体健康和平衡。

瑜伽习练注重身体、心理和精神的统一，可以促进整体健康和平衡。习练者习练瑜伽不仅可以改善身体的功能和健康状况，还可以提升幸福感和精神的满足感，可以有效预防亚健康状态的出现。

（2）改善睡眠质量。

睡眠问题是现代人常见的健康问题之一，睡眠质量的好坏会对身体和心理健康产生积极或消极的影响。瑜伽康复疗法通过放松身心和调整呼吸，可以提高睡眠的质量和深度，缓解失眠问题。例如，仰卧式是一种可以放松身体和进行冥想的体式，能够帮助习练者进入深度放松状态，促进良好的睡眠。

（3）预防疾病和慢性疼痛。

定期习练瑜伽可以增强身体的免疫力，预防疾病的发生。同时，瑜伽对于一些慢性疼痛问题，如腰痛、颈椎病、关节炎等也有一定的缓解作用。

二、瑜伽康复疗法的原则

1. 个性化原则

每个人的身体状况和运动能力都不同，因此在使用瑜伽康复疗法时要遵循个性化原则：在开始瑜伽康复之前，专业瑜伽指导员要制订个性化的训练计划，以便使瑜伽康复疗法产生应有的积极效果。专业瑜伽指导员会对习练者进行全面的评估，包括身体的柔韧性、力量、平衡能力、疼痛部位和程度、心理状态等。根据评估结果，他们应制订适合习练者的瑜伽习练计划，选择合适的体式、呼吸法和冥想技巧。例如，有腰部疼痛的习练者应避免一些过度弯曲腰部的体式，建议选择一些能够增强腰部肌肉力量和稳定性的体式，如猫伸展式等。

2. 循序渐进原则

瑜伽康复疗法应该是循序渐进的，不能急于求成，体式动作的难度要由易到难、由浅入深，习练的量要由小到大，逐渐增加，应从简单的体式和呼吸、冥想练习开始，在动作熟练、身体适应以后，再逐渐增加难度和强度。体式包括前屈类、后展类、扭转类、平衡类等不同类型，可分为入门级、初级、中级、高级等级别。在习练瑜伽的每个阶段，习练者要能够正确地掌握体式和呼吸方法。初学者习练时，应从最简单的入门级体式开始，也可以根据自身情况选择稍微高一些的级别，在掌握基础的习练方法后，再向更高的级别过渡。例如，初学者可以先从山式、树式等基础体式开始习练，逐渐过渡到三角式、战士式等较为复杂的体式。同时，习练者也要注意控制习练的时间和频率，避免过度疲劳，产生不必要的损伤。

3. 身心结合原则

习练瑜伽强调身心的统一，身体和心理是相互影响的。习练者要特别注意使精神、呼吸与体式三者相结合。其中，最关键的是集中精神，只有集中精神，才能做到呼吸均匀、绵长。在习练过程中，习练者还要注重心理的调适和放松。通过呼吸、冥想和放松练习，缓解压力、焦虑和紧张情绪，提高心理的稳定性和自我调节能力。总之，在习练瑜伽时，要通过内练精神、外练筋骨来达到身体的内外和谐、经脉畅通、气血调和，使身体得到全面的治疗，以缓解身体的不适。

4. 持续性原则

瑜伽康复疗法习练得当，可以促进脏腑功能，提高身体平衡性，增强体质，促进身心健康。瑜伽康复疗法是一个长期的过程，从康复开始时无法完成瑜伽体式到勉强进行瑜伽体式的习练，至最后可以完整地完成瑜伽体式，习练者只有持续地习练才能取得良好的效果。因此，习练者应该将瑜伽融入日常生活，定期进行习练，保持良好的生活习惯和心态。同时，习练者也要不断地学习新的瑜伽知识和技巧，提高自己的习练水平和康复效果。

5. 安全第一原则

在习练瑜伽时，安全是至关重要的。习练者应该在专业瑜伽指导员的指导下进行瑜伽康复疗法的训练，避免自行尝试高难度的体式和动作。同时，习练者在习练时要注意选择合适的场地和设备，确保习练环境的安全。在习练过程中，如果出现不适或其他异常情况，习练者应立即停止习练并及时就医。例如，对于患高血压、心脏病等疾病的习练者，在习练瑜伽前应该先咨询医生的意见，谨遵医嘱选择适合自己的体式和呼吸法，不适合习练瑜伽的，应暂停习练，待身体恢复后再习练。

第二节　瑜伽康复疗法的注意事项

一、选择合适的时间习练瑜伽

习练者可以根据生活节奏和身体状况，顺应昼夜变换与四季变化的规律习练瑜伽，以保持内外环境的统一，促进身心健康。

1.顺应昼夜变换

（1）清晨。

习练者在清晨习练瑜伽可以唤醒身体，促进新陈代谢，为一天的活动做好准备；可以让身体更加灵活，缓解身体的僵硬感；有助于集中注意力，开启清晰的思维模式，提高工作和学习效率。

注意事项：清晨习练瑜伽可以以一些简单的伸展和热身动作为主，应避免在空腹状态下进行过于剧烈的扭转和倒置体式，以免产生不适。

（2）中午。

习练者在中午习练瑜伽可以缓解上午的工作压力，放松身心；能减轻身体的疲劳感，恢复精力；可以促进血液循环，减轻久坐带来的身体不适。

注意事项：中午习练瑜伽的时间不宜过长，以免影响下午的工作；应选择较为舒缓的瑜伽体式，避免过度疲劳。

（3）傍晚。

习练者在傍晚习练瑜伽可以释放一天的压力，放松身心，缓解焦虑和紧张情绪；可以增强身体的柔韧性和力量，平静思绪为晚上的休息做好准备。

注意事项：应避免在晚饭后立即进行习练；习练强度可以根据个人情况适当调整，如果白天比较劳累，可以选择较为温和的体式进行习练。

（4）晚上。

习练者在晚上习练可以帮助缓解身体的紧张感，放松肌肉；可以放松身心，缓解压力和焦虑，促进睡眠。

注意事项：习练时间不宜过晚，以免过度兴奋影响睡眠；应选择舒缓、放松的瑜伽体式结合呼吸、冥想进行习练。

2.顺应四季变化

（1）春季。

春季是万象更新、生机勃勃的季节，气候开始变暖，人体的阳气随之升发。春季习练瑜伽可以在户外进行，选择前屈式、后展式等体式进行习练，以利于身体更好地吸收新鲜的空气，达到愉悦身心、增进健康的效果。

（2）夏季。

夏季气候炎热，人的体能消耗较快，因此夏季不宜选择难度过大的瑜伽体式，以免加大身体的损耗，可以选择平衡类与扭转类等体式进行习练。另外，习练时应避开烈日暴晒之时。

（3）秋季。

秋季天气逐渐转凉，凉爽、新鲜的空气较为适宜习练瑜伽。习练时应以静坐、调息为主要内容，并向较为简单的体式过渡，如平衡类体式等。

（4）冬季。

冬季天寒地冻，习练者可以选择一些较为复杂的体式以增强御寒能力，如倒置类体式等，以增加氧气的供给与血液的流动。另外，冬季习练瑜伽应先热身，并选择在较温暖的室内进行。

二、注意合理饮食

在瑜伽康复疗法中，饮食具有重要作用。瑜伽康复疗法如果只包括习练瑜伽体式而缺少饮食调理，则会使疗效大打折扣。瑜伽的饮食观认为：食物的种类和质量不但会影响人的身体，更可能影响人的精神状态。如有可能，在进行瑜伽康复疗法时，习练者应尽量以纯净的食物为主，饮食的量应以“不饥饿不食用、每餐七八分饱”为原则。每一口进食都要充分咀嚼后再下咽，食物不宜过热或过冷，且要在平静和愉悦的心情下进食。另外，还要保证每天喝足够量的水，以满足身体日常所需。

三、瑜伽康复疗法的适用对象

1. 慢性疼痛患者

（1）颈肩腰痛患者。

现代人由于长期伏案工作、姿势不良等原因容易罹患颈椎病、肩周炎、腰椎间盘突出症等。瑜伽中的一些体式，如猫伸展式、下犬式、三角伸展式等可以帮助习练者拉伸颈部、肩部和腰部的肌肉，缓解疼痛，增强肌肉力量和柔韧性，改善关节活动度。

（2）关节炎患者。

类风湿性关节炎、骨关节炎等患者常会遭受关节疼痛、肿胀和僵硬的困扰。适当地习练瑜伽可以促进关节周围的血液循环，增强关节的稳定性和灵活性，减轻炎症反应。例如，简易坐、三角伸展式瑜伽体式对膝关节有益；包含手腕伸展和旋转的瑜伽体式可以缓解类风湿性关节炎患者手腕关节的不适。

2. 运动损伤人群

（1）运动员。

运动员在训练和比赛中常见肌肉拉伤、韧带扭伤等运动损伤。瑜伽康复疗法可以作为一种辅助治疗手段，帮助运动员加速康复进程，提高运动表现。针对运动员不同的易损伤部位，采用特定的瑜伽体式可以进行有针对性的训练。例如，战士一式、战士二式、战士三式可以增强腿部力量，预防腿部肌肉拉伤；树式、金鸡独立式等单脚站立的体式可以提升脚踝的稳定性，降低脚踝扭伤的概率。

（2）健身爱好者。

健身过程中不当的动作或训练过度等情况可能导致各种运动损伤的发生。瑜伽康复疗法可以帮助健身爱好者纠正错误的运动模式，降低运动损伤发生的概率。同时，瑜伽的呼吸、冥想和放松练习可以缓解健身后的肌肉紧张和疲劳。

3. 心理压力较大的人群

（1）职场人士。

工作压力、竞争压力和人际关系压力等容易导致职场人士出现焦虑、抑郁、失眠等问题。瑜伽的呼吸、冥想和放松练习可以帮助职场人士调整心态、缓解压力、提高睡眠质量。例如，冥想可以让职场人士的大脑得到休息，减少杂念，增强专注力；腹式呼吸可以帮助职场人士放松身心，降低焦虑水平。

（2）学生群体。

学业负担重、考试压力大等因素可能导致学生出现心理紧张状况。通过瑜伽康复疗法，学生可以放松身心，提高学习效率。一些简单的体式，如蝴蝶式、坐姿扭转式等，学生可以在课间休息时进行习练，以缓解久坐带来的身体疲劳。

4. 特殊人群

（1）孕妇。

孕期适当地习练瑜伽可以缓解身体不适，增强身体的柔韧性和力量，为分娩做好准备。同时，瑜伽的呼吸、冥想和放松练习也有助于孕妇缓解孕期的焦虑和紧张情绪。需要注意的是，孕妇习练瑜伽需要在专业瑜伽指导员的指导下进行，选择合适的体式，避免对腹部造成过度压迫。

（2）老年人。

随着年龄的增长，人体的柔韧性、力量和平衡能力会逐渐下降。瑜伽康复疗法有助于老年人保持身体的灵活性，预防跌倒和关节疼痛的发生。一些温和的体式，如幻椅式、站立前屈伸展式等较适合老年人习练，同时瑜伽的呼吸练习也可以增强老年人的肺部功能。

四、瑜伽康复疗法的禁忌

1. 身体状况方面的禁忌

（1）严重心血管疾病人群。

患有严重心血管疾病且未得到有效控制的人群，不宜进行瑜伽康复疗法。因为一些瑜伽体式可能会导致血压急剧变化、心脏负担加重，增加心脑血管疾病发生的风险。

（2）严重骨质疏松症人群。

患有严重骨质疏松症的人群在进行瑜伽康复疗法时要避免进行一些需要承重或大幅度扭转的体式。

2. 特殊人群的禁忌

（1）孕妇。

孕妇在习练瑜伽时需要特别谨慎。孕早期（前3个月）胎儿尚不稳定，应避免习练过于剧烈的体式和深度扭转、后展等动作。孕晚期，随着腹部增大，身体重心发生变化，一些平衡类体式可能会给孕妇带来危险。同时，孕妇习练瑜伽时还要避免选择腹部过度受压的体式。建议孕妇在专业瑜伽指导员的指导下习练瑜伽。

（2）生理期女性。

生理期女性身体较为虚弱，可能会出现腹部不适、腰酸等症状。此时，她们可以选择一些较为温和的伸展和放松体式，应避免习练深度扭转、倒置等体式，以免影响经血排出或加重身体不适。

3. 其他禁忌情况

（1）过度疲劳。

人在过度疲劳时，不宜进行瑜伽康复疗法。此时，身体需要休息来恢复能量，强行习练瑜伽可能会使身体更加疲惫，甚至引发晕厥等危险情况。

（2）饱腹或空腹状态。

一方面，若饱腹后立即习练瑜伽，可能会引起习练者出现消化不良、恶心、呕吐等不适症状。一般建议在饭后1～2个小时后再习练瑜伽。另一方面，也不建议在空腹状态下习练瑜伽，尤其应避免空腹习练长时间或高强度的体式，因为空腹习练瑜伽可能会导致习练者出现低血糖、头晕等症状。

第三节 瑜伽康复疗法在疾病中的应用

一、瑜伽康复疗法与运动损伤

瑜伽康复疗法，如一些轻器械、固定器械或徒手完成体式动作的习练，在预防与辅助治疗运动损伤方面具有一定的积极作用。

1. 增强柔韧性

很多运动损伤的发生是由于肌肉、韧带等组织的柔韧性不足导致的。瑜伽中的各种伸展体式可以有效地拉伸肌肉和韧带，增加关节的活动范围，从而降低运动损伤发生的概率。例如，瑜伽的下犬式等体式可以拉伸小腿后侧的肌肉和跟腱，缓解在跑步等运动中出现的小腿肌肉紧张，辅助治疗跟腱炎。

2. 提高核心力量

稳定的核心对于预防运动损伤至关重要。一些瑜伽体式，如半舰式、侧板式等，可以增强腹部、背部和骨盆周围的肌肉力量，提高身体的稳定性和平衡能力，降低腰部、背部损伤的概率。

3. 促进血液循环

发生运动损伤后，局部组织往往会出现血液循环不畅的情况，导致受伤部位出现肿胀、疼痛，恢复缓慢。瑜伽的呼吸练习和轻柔的体式可以促进血液循环，加速受伤部位的新陈代谢，有助于消肿和组织修复。例如，瑜伽的完全呼吸法可以让更多的氧气进入身体，为损伤部位提供充足的营养，促进康复。

4. 缓解心理压力

运动损伤的发生不仅会给人的身体带来疼痛，还可能会给人带来心理压力和焦虑。瑜伽的呼吸、冥想和放松练习可以帮助习练者缓解心理压力、调整心态，更好地应对损伤和康复过程。例如，通过冥想，习练者可以集中注意力，放松身心，减轻疼痛和不适的感觉，增强康复信心。

5. 预防和缓解运动损伤的瑜伽体式

（1）颈部损伤，可以练婴儿式、肩倒立式、虎式平衡、猫伸展式等。

（2）膝关节损伤，可以练山式站姿、三角扭转式、战士一式、战士二式、战士三式、简易门闩式、骆驼式、双角式、幻椅式等。

（3）脚踝损伤，可以练三角伸展式、下犬式、弓式等。

（4）腰肌劳损，可以练三角伸展式、山式站姿、半月式、蝗虫式、单腿背部伸展式等。

二、瑜伽康复疗法与常见疾病

瑜伽康复疗法在应对一些常见疾病，如肩颈疾病、腰椎间盘突出症、失眠等方面也有一定的积极作用。但要注意，瑜伽康复疗法不能替代正规的治疗，若症状严重患者要及时就医。

1. 肩颈疾病

瑜伽中的一些肩颈伸展和扭转体式，如猫伸展式、站姿扭转式等，可以缓解习练者肩部、颈部肌肉的紧张，改善肩部、颈部的活动范围，减轻肩颈疾病引起的肩部、颈部疼痛和僵硬。此外，通过瑜伽的呼吸、冥想和放松练习，习练者可以放松身心，从而减少压力对肩部、颈部的影响。

2. 腰椎间盘突出症

适当的瑜伽体式可以增强腰部肌肉的力量，提高腰椎的稳定性，如蝗虫式、半舰式等。同时，一些伸展体式，如三角伸展式等，也可以缓解腰部肌肉的紧张，减轻腰椎间盘对神经的压迫。另外，瑜伽的呼吸、冥想和放松练习也有助于减轻腰部疼痛和缓解焦虑，促进身体的康复。

3. 失眠

瑜伽的呼吸、冥想和放松练习可以帮助习练者放松身心，缓解压力和焦虑，从而改善睡眠质量。例如，瑜伽的完全式呼吸等可以让身体和大脑进入放松状态，促进睡眠。长期坚持习练瑜伽还可以调整生物钟，养成良好的睡眠习惯。

4. 预防和缓解常见疾病的瑜伽体式

（1）肩周炎，可以练三角伸展式、半月式、战士一式、战士二式、战士三式、下犬式、骆驼式等。

（2）腰椎间盘突出症，可以练三角伸展式、幻椅式、半月式、简易门闩式、骆驼式、蝗虫式、弓式、肩倒立式等。

（3）失眠，可以练肩倒立式、蝗虫式等。

三、瑜伽康复疗法与心血管疾病

瑜伽康复疗法可以作为心血管疾病综合治疗措施的一部分，但不能替代正规的治疗。心血管疾病患者应在医生的指导下，选择合适的瑜伽体式和习练强度，持续监测身体状况，以达到促进康复和预防疾病的目的。瑜伽康复疗法对心血管疾病患者主要具有以下益处。

1. 降低血压

瑜伽中的呼吸、冥想和放松练习可以帮助习练者降低交感神经的兴奋性，减少应激反应，从而降低血压。一些特定的体式，如下犬式、山式站姿等，也有助于促进血液循环，减轻心脏负担。习练者长期坚持习练瑜伽可以使血压稳定在较为正常的水平。

2. 改善心脏功能

适当的瑜伽体式可以增强心肺功能，提高习练者心脏的耐力和收缩力。例如，骆驼式、鱼式等体式可以扩展胸部，增加肺活量，促进心脏的血液供应。另外，瑜伽的呼吸、冥想和放松练习还可以缓解习练者的心理压力，减少导致心脏疾病发生的危险因素。

3. 调节血脂

瑜伽康复疗法可能对血脂代谢产生积极影响。习练者通过调节饮食和生活方式，结合习练瑜伽，可以降低血液中的胆固醇和甘油三酯水平，有助于预防动脉粥样硬化。

4. 增强心血管系统的弹性

瑜伽的伸展和扭转体式可以促进血管的扩张和收缩，增强血管的弹性，降低血管硬化的风险。同时，习练瑜伽还可以促进血液循环，提高身体的氧气供应和代谢水平。

5. 预防和缓解心血管疾病的瑜伽体式

（1）心脏病，可以结合呼吸、冥想和放松练习进行辅助治疗。

（2）高血压，可以练单腿背部伸展式、双腿背部伸展式等。

（3）糖尿病，可以练肩倒立式、蝗虫式、弓式、双腿背部伸展式等。

四、瑜伽康复疗法与精神疾病

瑜伽康复疗法在一定程度上可以对精神疾病起到辅助治疗的作用，但不能替代专业的精神疾病治疗方法，且需要在专业指导下进行。因此，精神疾病患者应积极配合其他治疗方法，共同促进精神健康的恢复。

1. 减轻焦虑和抑郁

瑜伽中的呼吸、冥想和放松练习可以调节神经系统，减少身体的应激反应，从而减轻焦虑和抑郁症状。一些体式如树式、战士一式等可以增强身体的稳定性，改善情绪状态。习练瑜伽时，习练者通过专注于呼吸和身体的感觉，可以使自己从负面的思维和情绪中转移出来，提升心理的韧性。

2. 改善睡眠质量

精神疾病患者常常伴有睡眠问题，瑜伽的呼吸、冥想和放松练习可以促进身体的放松，缓解紧张情绪，改善睡眠。特定的瑜伽体式如仰卧式、婴儿式等可以帮助习练者进入深度放松状态，为良好的睡眠创造条件。

3. 增强自我意识和提高自我接纳程度

瑜伽强调对身体和内心的感受，习练瑜伽可以帮助精神疾病患者更好地了解自己的情绪、思维和身体反应，这种自我意识的增强有助于患者识别和应对负面情绪，提高自我接纳程度，促进心理康复。

4. 提升心理韧性和应对能力

精神疾病患者习练瑜伽会面临各种挑战，如身体的不适、平衡的困难等，通过克服这些挑战可以培养他们的信心。同时，瑜伽也会教导他们以平和的心态面对生活中的各种变化和困难，提升心理韧性和应对能力。

5. 预防和缓解精神疾病的瑜伽体式

精神疾病患者，可习练肩倒立式、单腿背部伸展式、双腿背部伸展式等体式来预防和缓解因精神疾病出现的睡眠不足、心情焦虑等症状。

任务考核

姓名:	院（系）:	学号:	日期:
瑜伽康复疗法需要掌握哪些原则?			
简述习练瑜伽时有哪些注意事项。			
结合本讲内容，谈谈如何运用瑜伽康复疗法缓解心理焦虑。			
得分:			
教师签字:		日期:	

◎【思政园地】

奥运带动全民健身蓬勃开展

2024年巴黎奥运会上，中国体育健儿的卓越表现进一步点燃了全民健身的热情。近年来，从“带动3亿人参与冰雪运动”的愿景成为现实，到遍布各地的“15分钟健身圈”逐渐成形，再到“村BA”“村超”等富有地方特色的群众性赛事不断涌现……在中华体育的沃土上，全民健身正以“全地域、全人群、全年龄”的多维度火热进行着。

快递小哥栾玉帅，不久前在巴黎参加了奥运会历史上首场大众马拉松赛事。他和4万多名来自全球的马拉松爱好者一起，用脚步丈量了42.195公里的奥运会赛道。

白天送快递，晚上忙训练。年近40岁的栾玉帅说，跑步让自己感到痛快，只要是做热爱的事，什么时候都不晚。

从中国飞往巴黎的参赛者中，很多都是热爱跑步的“上班族”。90后银行程序员黄雪梅成为比赛中第一个冲线的女选手。“这次巴黎之行，我最大的收获是近距离感受到了奥运会的体育精神。”她说，希望带动更多人发现运动的快乐。

媒体工作者王嵩参加了10公里组的比赛。“能参加一次奥运会马拉松，是很多跑者心中的梦想。马拉松是对自己的超越、与自己的对话，短暂的光芒之后，我会认真准备下一次训练和比赛。”

日渐庞大的跑步人群是中国全民健身热潮的缩影。2023年，全国共举办路跑赛事近700场，总参赛规模达到605.19万人次，有170多个城市举办过马拉松赛事。在许多个周末，全国各地常有20余场马拉松同时开跑，参赛资格“一签难求”成为很多马拉松赛事的“标配”。

跑出热闹，更跑出了门道；收获健康，更传递着健康。近年来，全民健身理念不断深入人心，体育运动逐渐成为中国人不可或缺的生活方式。

截至2022年底，我国体育场地共有422.68万个，体育场地面积37.02亿平方米；经常参与体育锻炼的人数超5亿，城乡居民达到国民体质测定标准合格以上的人数比例超过90%……以2024年巴黎奥运会为契机，中国人正奔向“更快、更高、更强——更团结”的健康之路。

（资料来源：人民日报海外版，有删减）

参考文献

[1] 白桦，刘媛媛，王宇. 瑜伽运动对身心健康影响的实验研究综述——基于近20年CNKI中文核心数据库的分析［J］. 四川体育科学，2024，43（3）：37-43，93.

[2] 胡凤婷，曹文玲，高杰. 健身瑜伽在新时代高校体育中的体育价值［J］. 衡水学院学报，2022，24（1）：97-101.

[3] 董宇琦，米卓，庞微微. 浅谈瑜伽饮食观［J］. 财富时代，2021（4）：47-48.

[4] 江凤. 瑜伽教育课程对大学生身心健康的影响［J］. 体育科技文献通报，2011，19（3）：54-55，110.

[5] 孙海静，王虹，范雅慧. 浅论瑜伽的锻炼价值及注意事项［J］. 科教导刊（中旬刊），2011（4）：130-131.

[6] 张潘东. 高校瑜伽公选课的育人价值研究［D］. 贵阳：贵州师范大学，2020.

[7] 黄晓森. 体育教学原则的优化与贯彻研究［D］. 聊城：聊城大学，2018.

[8] 代茹. 瑜伽的起源、演变及在全民健身运动中的传播［D］. 兰州：西北民族大学，2011.

[9] 王晓玲. 瑜伽独有的健身功效研究［D］. 大连：大连理工大学，2008.

[10] 蒋玉梅. 大学瑜伽教程［M］. 武汉：华中科技大学出版社，2023.

[11] 王静宜，范冬梅. 瑜伽运动教程［M］. 北京：北京体育大学出版社，2015.